儿科宗师

钱乙

国医传世名方

刘从明　主编

华龄出版社
HUALING PRESS

责任编辑：郑建军

责任印制：李未圻

图书在版编目（CIP）数据

　　儿科宗师钱乙 / 刘从明主编 . -- 北京 ： 华龄出版
社， 2019.12

　　ISBN 978-7-5169-1599-8

　　Ⅰ．①儿… Ⅱ．①刘… Ⅲ．①《小儿药证直诀》一经
方一研究 Ⅳ．① R289.344.1

　　中国版本图书馆 CIP 数据核字（2019）第 299094 号

书　　　名：儿科宗师钱乙

作　　　者：刘从明

出　版　人：胡福君

出版发行：华龄出版社

地　　　址：北京市东城区安定门外大街甲 57 号　　　邮　　编：100011

电　　　话：010-58122246　　　　　　　　　　传　　真：010-84049572

网　　　址：http://www.hualingpress.com

印　　　刷：北京彩虹伟业印刷有限公司

版　　　次：2020 年 5 月第 1 版　　　2020 年 5 月第 1 次印刷

开　　　本：710×1000　　　1/16　　　　　　印　　张：13

字　　　数：200 千字

定　　　价：68.00 元

钱乙是我国医学史上第一个著名儿科专家，他撰写的《小儿药证直诀》也是我国历史上第一部儿科专著，第一次系统地总结了对小儿的辨证施治法，使儿科自此发展成为独立的一门学科。该书已成为中医史上儿科的经典著作，钱乙被尊称为"儿科之圣""幼科之鼻祖"。

钱乙，字仲阳，祖籍浙江钱塘。因祖父北迁，遂为东平郓州（今山东郓城县）人。约生于宋明道元年（公元1032年），卒于政和三年（公元1113年）。

钱乙的一生，在治学上最突出的地方，就是"专一为业，垂四十年"。

业医者知道，古代医家称小儿科作哑科，认为治小儿病最难，因为：小儿脉微难见，诊察时又常常哭闹，靠脉诊难以辨证；小儿骨气未成，形声未正，悲啼喜笑，变态无常，靠望诊了解病情也有困难；小儿不会说话，就算说了也难以说明问题，凭问诊了解病情更难；小儿脏腑柔弱，易虚易实，易寒易热，用药稍有不当，就足使病情复杂化。钱乙在行医过程中，对此深有感触。他说："脉难以消息求，证不可言语取者，襁褓之婴，孩提之童，尤甚焉。"俗话说"功夫不负有心人"。为了攻克这道难关，他花了将近四十年时间，果然功成业就，为我国小儿科医学专业发展奠定了坚定的基础。

钱乙自幼就"从吕君问医"，精勤好学，认真钻研《内经》《伤寒论》《神农本草经》等。特别是《神农本草经》，他"辨正阙误"，所下功夫很深。有人拿了不同的药请教他，他总是从"出生本末"到"物色名貌"详详细细地解答。事后一查本草书，果然"皆合"。此外，他全面收集古今有关儿科资料，加以研究。在钱乙之前，有关治小儿病的资料不多。据《史记》所载，扁鹊曾为儿童看病；东汉卫汛著有《颅囟经》，但已失传；巢元方的《诸病源候论》；孙思邈的《千金方》，也有关于儿科病的记载。到宋初，有人借古代师巫的名义撰写了《颅囟经》二卷，谈到了小儿脉法、病证诊断和惊痫、疳痢、火丹（即丹毒）、杂证等的治疗方法。钱乙对这部书反复研究，深有感悟，并用于临床，收到疗效。钱乙借助《颅囟经》的"小儿纯阳"之说的启示，结合自己的临床实践，并在张仲景的辨证施治的基础上，摸索出一套适应小儿用的"五脏辨证"法。因此，阎季忠称赞他"治小儿赅括古今，又多自得"。

钱乙学医"不名一师"，善于化裁古方，创制新方。如他的六味地黄丸，由熟地黄、山药、山茱萸、茯苓、泽泻、牡丹皮组成，原自张仲景《金匮要略》所载的崔氏八味丸（干地黄、山茱萸、薯蓣、泽泻、牡丹皮、茯苓、桂枝、附子）的加减化裁，用来当作幼科补剂。这对后世倡导养阴者起了一定的启发作用，如金元四大家之一李东垣的益阴肾气丸，朱丹溪的大补阴丸《丹溪心法》方，由黄柏、知母、熟地黄、龟甲、独脊髓组成，都是由此方脱化而来。因此，有人认为钱乙是开辟滋阴派的先驱。此外，钱乙还创制了许多有效方剂，如治疗痘疹初起的升麻葛根汤；治小儿心热的导赤散；治小儿肺盛气急喘嗽的泻白散，即泻肺散；治肝肾阴虚、目鸣、囟门不合的地黄丸；治脾胃虚寒、消化不良的异功散；治肺寒咳嗽的百部丸；以及治疗寄生虫病的安虫散、使君子丸，等等，迄今还是临床常用的名方。

钱乙在实践中分析小儿的生理特点："脏腑柔弱""五脏六腑，成而未全，全而未壮"。其病理特征："易虚易实，易寒易热"。所以，要攻克治疗儿科病这道难关，必须对小儿的生理、病理有个正确而全面的认识。他根据多年的临床实践，逐步摸索出一整套诊治方法。在诊断上，他主张从面部和眼部诊察小儿的五脏疾病，如左腮赤者为肝热，右腮为肺，目内无光者为肾虚等等。在处方用药方面，他力戒妄攻、误下与峻补，主张"柔润"的原则。曾有一病历，一个姓朱的人，有个儿子五岁，夜里发热，白天无事，多涎而喜睡。有的医生作伤寒治，有的医生作热病治，但有的医生用铁粉丸下涎，病情反而更重，到了第五天，孩子出现大渴引饮。朱家人找到钱乙，他拿白术散末一两煎水三升，让朱家人给孩子白天喝。姓朱的问道："饮多了不会泻吗？"钱乙答道："不渗入生水在里面，是不会泻的。纵使泻也不足怪，只是不能用下法治。"姓朱的人又问："先治什么病？"钱乙说："止渴治痰、退热清里，都靠这味药。"到晚上，药快服完，钱乙看看病儿，说："可再服三升。"又煎白术散水三升，病儿服完，稍觉好些。第三日，又服白术散水三升，那个病儿再不作渴，也没有流涎了。接着钱乙给其服两剂阿胶散（又名补肺散、补肺阿胶汤），病就完全好了。

钱乙对儿科进行了四十年的深入研究和实践，摸清了儿科诊治的规律，积累了丰富的临证经验，著有《伤寒论指微》五卷，《婴孺论》百篇等书，可惜都佚失了。现存《小儿药证直诀》，或叫《小儿药证真诀》，是钱乙逝世后六年，由他的学生阎季忠（一作考忠）将他的医学理论、医案和经验方，加以搜集，整理，于公元 1119 年编成的。此书共三卷，上卷言证，中卷是病例，下卷为方剂。该书最早记载辨认麻疹法和记百日咳的证治，也是最早从皮疹的特征来鉴别天花、麻疹和水痘。记述了多种初生疾病和小儿发育营养障碍疾患，以及多种著名有效的方剂，还创立了我国最早的儿科病历。此书为历代中医所重视，列为研究儿科必读之书。它不仅是我国现存最早的第一部系统完整的儿科专著，而且也是世界上最早的儿科专著。《四库全书目录提要》称钱乙的书为"幼科之鼻祖，后人得其绪论，往往有回生之功"。

钱乙为儿科学的形成和发展，做出了巨大的贡献，是中国杰出的儿科大家。

本书选编了《小儿药证直诀》中的经典名方，每首方剂尽力从方歌、方源、组成、用法用量、功用、主治、方义、方解、运用、历代医家方论等方面论述，以供大家学习和参考。书中收罗广博，详解略说，层次分明，图文并茂，深入浅出，使读者更好地熟悉、掌握《小儿药证直诀》中组方原理及临床运用规律。

本书适合中医爱好者及中医临床医生阅读参考。需要指出的是，本书中出现的犀角、穿山甲、羚羊角、龙骨等现在已不再使用或使用其他替代品。

编　者

目录

泻青丸

【方歌】

泻青丸内龙胆草，当归川芎配山栀，

大黄羌活防风入，清肝泻火效神速。

【方源】 《小儿药证直诀》："治肝热搐搦，脉洪实。"

【组成】 当归、龙胆、川芎、栀子、大黄、羌活、防风各30克。

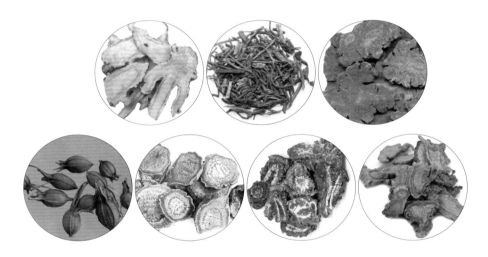

【用法】 上药共研极细末，炼蜜为丸，如梧桐子大。每服6克，日服2次，竹叶煎汤加砂糖温开水化下。小儿剂量酌减。也可改用饮片作汤剂水煎服，各药用量按常规剂量酌定。

【功用】 清肝泻火。

【主治】 肝经郁火，目赤肿痛，烦躁易怒，不能安卧，尿赤便秘，脉洪实者。

【方义方解】 方中龙胆大苦大寒，直泻肝火为主药；配大黄、栀子、竹叶引导肝经实火从二便下行；肝火炽盛每易耗伤阴血，故用当归、川芎养血；肝有郁火，单持清肝泻火一法，其火难平，故配羌活、防风升散之品，以疏肝经郁火。诸药合用，共奏清肝泻火、养肝散瘀之效。

君	龙胆草	大苦大寒，归经于肝，直泻肝火
臣	大黄	助龙胆草泻肝胆实火，导热下行，从二便分消
	栀子	
	竹叶	清热除烦，引热从小便而出
佐	羌活	辛散，能祛风邪，散肝火，能畅遂肝木条达上升之性
	防风	
	当归	养肝血以防火伤及肝血，使泻肝而不伤肝
	川芎	
使	蜂蜜	调和诸药
	砂糖	

【运用】

1. **辨证要点**　主要用于治疗肝火郁结、火邪上攻之证。临床应用以烦躁易怒、目赤肿痛、尿赤便秘、脉洪实为其辨证要点。

2. **加减变化**　若见睡眠不宁，加首乌藤、酸枣仁；小儿睡中惊惕者，加钩藤、蝉蜕；两目红赤，加菊花、决明子；大便秘结，大黄用生者，后下。

3. **现代运用**　可用于角膜炎、结膜炎、视网膜中心炎、中耳炎以及血管神经性头痛、小儿发热、脑积水等病症。

【方论精粹】

　　1. 吴昆《医方考》："中风发热，不能安卧者，此方主之。肝主风，少阳胆则其腑也。少阳之经行乎两胁，风热相干，故不能安卧。此方名曰泻青，泻肝胆也。龙胆草味苦而厚，故入厥阴而泻肝；少阳火实者，头角必痛，故佐以川芎；郁者，必生烦躁，故佐以栀子；肝者将军之官，风淫火炽，势不容易治，故又夺以大黄；用当归者，培养乎血，而不使其为风热所燥也；复用乎羌活、防风者，二物皆升散之品，此火郁发之、木郁达之之意。乃上下分消其风热，皆所以泻之也。"

2. 汪昂《医方集解》："此足厥阴、少阳药也。肝者将军之官，风淫火炽，不易平也。龙胆、大黄苦寒味厚，沉阴下行，直入厥阴而散泻之，所以抑其怒而折之使下也。羌活气雄，防风善散，故能搜肝风而散肝火，所以从其性而升之于上也。少阳火郁多烦躁，栀子能散三焦郁火，而使邪热从小便下行。少阳火实多头痛目赤，川芎能上行头目而逐风邪。且川芎、当归乃血分之药，能养肝血而润肝燥，又皆血中气药，辛能散而温能和，兼以培之也。一泻、一散、一补，同为平肝之剂，故曰泻青。唯肝常有余，散之即所以补之，以木喜条达故也。"

3. 吴谦等《医宗金鉴·删补名医方论》："龙胆草直入肝经，以泻其火，佐栀子。大黄，使其所泻之火，从大小便而出，是治火之标也。肝主风，风能生火，治肝不治风，非其治也。故用羌活、防风散肝之风，即所以散肝之火，是治火之本也。肝之情欲散，敢用川芎之辛以散之。肝之质喜滋，故用当归之濡以润之。是于泻肝之中，寓有养肝之意。泻肝者，泻肝之病也；养肝者，悦肝之神也。"

方名释义

肝主东方，属木色青，"泻青"，即泻肝也。《医宗金鉴·删补名医方论》云："肝木主春，乃阳生发动之始，万物生化之源，不可伤也。本方重用苦寒之品，以清泻肝火为主，又佐升散之品，以散郁火，寓升于降，是升降同用之法，可使泻肝而不伤肝气，升散而不助火势，相得而益彰，故为泻肝之善法。"汪昂云："本方一泻（肝火）一散（肝风）一补（肝血），同为平肝之剂，故曰'泻青'。"

泻白散

【方歌】
　　泻白桑皮地骨皮，甘草粳米四般宜，
　　参茯知芩皆可入，肺热喘嗽此方施。

【方源】　　《小儿药证直诀》："又名泻肺散。治小儿肺盛，气急喘嗽。地骨皮、桑白皮炒各一两，炙草一钱，上药锉散，入粳米一撮，水二小盏，煎七分，食前服。"

【组成】　　地骨皮、桑白皮（炒）各15克，甘草（炙）1克。

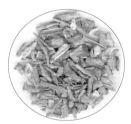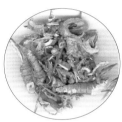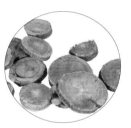

【用法】　　上药锉散，入粳米一撮，水二小盏，煎七分，食前服。

【功用】　　清泻肺热，平喘止咳。

【主治】　　肺热喘咳证。气喘咳嗽，皮肤蒸热，日晡尤甚，舌红苔黄、脉细数。

【方义方解】　　本方主治肺有伏火郁热之证。肺主气，宜清肃下降，火热郁结于肺，则气逆不降而为喘咳；肺合皮毛，肺热则外蒸于皮毛，故皮肤蒸热；此热不属于外感，乃伏热渐伤阴分所致，故热以午后为甚，其特点是轻按觉热、久按若无、与阳明之蒸蒸发热、愈按愈盛者有别；舌红苔黄、脉象细数是热邪渐伤阴分之候。治宜清泻肺中郁热，平喘止咳。

　　方中桑白皮甘寒性降，专入肺经，清泻肺热，平喘止咳，故以为君。地骨皮甘寒入肺，可助君药清降肺中伏火，为臣药。君臣相合，清泻肺热，以使金清气肃。炙甘草、粳米养胃和中以扶肺气，共为佐使。四药合用，共奏泻肺清热、止咳平喘之功。

　　本方之特点是清中有润、泻中有补，既不是清透肺中实热以治其标，也不是滋阴润肺以治其本，而是清泻肺中伏火以消郁热，对小儿"稚阴"之体具有标本兼顾之功，与肺为娇脏、不耐寒热之生理特点亦甚吻合。

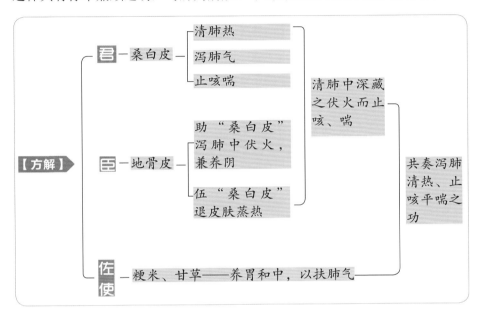

【运用】

　　1. 辨证要点　本方是治疗肺热喘咳的常用方剂。临床应用以咳喘气急、皮肤蒸热、舌红苔黄、脉细数为辨证要点。

　　2. 加减变化　肺经热重者，可加黄芩、知母等以增强清泄肺热之效；燥热咳嗽者，可加瓜蒌皮、川贝母等润肺止咳；阴虚潮热者，加银柴胡、鳖甲滋阴退热；热伤阴津，烦热口渴者，加天花粉、芦根清热生津。

　　3. 现代运用　可用于小儿麻疹初期、肺炎或支气管炎等属肺中伏火郁热者。

　　4. 注意事项　本方药性平和，尤宜于正气未伤，伏火不甚者。风寒咳嗽或肺虚喘咳者不宜使用。

导赤散、龙胆泻肝汤、左金丸、泻白散的比较

方名	功用		主治病机	使用要点
	同	异		
导赤散	清泻脏腑经络邪热	清心养阴，利水通淋	心经热盛	心胸烦热，小便赤，舌红，脉数
龙胆泻肝汤		泻肝胆实火，清下焦湿热	肝胆经实火或湿热循经上炎下注	胁痛目赤，耳聋耳肿，口苦尿赤，舌红脉弦数
左金丸		清肝泻火，降逆止呕	肝火犯胃	胁肋胀痛，嘈杂吞酸，脘痞嗳气，舌红苔黄
泻白散		清泻肺热，止咳平喘	肺有伏火郁热	皮肤蒸热，咳嗽气急，舌红苔黄，脉细数

【方论精粹】

吴昆《医方考》："肺火为患，喘满气息者，此方主之。肺苦气上逆，故喘满；上焦有火，故气急，此丹溪所谓气有余便是火也。桑白皮味甘而辛，甘能固元气之不足，辛能泻肺气之有余；佐以地骨之泻肾者，实则泻其子也；佐以甘草之健脾者，虚则补其母也。此云虚实者，正气虚而邪气实也。又云：地骨皮之轻，可使入肺，生甘草之平，可使泄气，故名以泻白。"

方名释义

肺主西方，属金，其色应白，"泻白"，即泻肺也。李时珍云："此（泻白散）乃泻肺诸方之准绳也。"本方中桑白皮清泻肺热，止咳平喘；地骨皮泻肺中伏火，并退虚热；粳米、炙草养胃和中。诸药同用，泻肺平喘而不伤正，宜属清泻肺中伏热之良方，故名曰"泻白散"。

六味地黄丸

【方歌】

> 六味地黄益肾肝，茱薯丹泽地苓专，
> 更加知柏成八味，阴虚火旺自可煎。
> 养阴明目加杞菊，滋阴都气五味先，
> 肺肾两调金水生，麦冬加入长寿丸。

【方源】 《小儿药证真诀》："治肾怯失音，囟开不合，神不足，目中白睛多，面色㿠白等方。"

【组成】 熟地黄24克，山茱萸、山药各20克，泽泻、牡丹皮、茯苓（去皮）各9克。

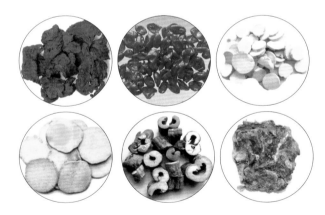

【用法】 上为末，炼蜜为丸，如梧桐子大。空心温水化下三丸（现代用法：亦可不煎服）。

【功用】 滋补肝肾。亦即王冰所说："壮水之主，以制阳光。"

【主治】 肝肾阴虚证。腰膝酸软，头晕目眩，耳鸣耳聋，盗汗，遗精，消渴，骨蒸潮热，手足心热，口燥咽干，牙齿动摇，足跟作痛，小便淋沥，以及小儿囟门不合，舌红少苔，脉沉细数。

【方义方解】 肾藏精，为先天之本，肝为藏血之脏，精血互可转化，肝肾阴血不足又常可相互影响。腰为肾之府，膝为筋之府，肾主骨生髓，齿为骨之余，肾阴不足则骨髓不充，故腰膝酸软无力、牙齿动摇、小儿囟门不合；脑为髓海，肾阴不足，不能生髓充脑，肝血不足，不能上荣头目，故头晕目眩；肾开窍于耳，肾阴不足，精不上承，或虚热生内热，甚者虚火上炎，故骨蒸潮热、消渴、盗汗、小便淋沥、舌红少苔、脉沉细数。治宜滋补肝肾为主，适当配伍清虚热、泻湿浊之品。

方中重用熟地黄滋阴补肾，填精益髓，为君药。山茱萸补养肝肾，并能涩精，取"肝肾同源"之意；山药补益脾阴，亦能固肾，共为臣药。三药配合，肾肝脾三阴并补，是为"三补"，但熟地黄用量是山茱萸与山药之和，故仍以补肾为主。泽泻利湿而泄肾浊，并能减熟地黄之滋腻；茯苓淡渗脾湿，并助山药之健运，与泽泻共泻肾浊，助真阴得复其位；牡丹皮清泄虚热，并制山茱萸之温涩。三药称为"三泻"，均为佐药。六味合用，三补三泻，其中补药用量重于"泻药"，是以补为主；肝、脾、肾三阴并补，以补肾阴为主，这是本方的配伍特点。

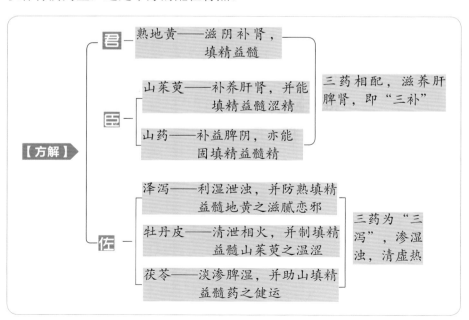

【方解】

君 —— 熟地黄——滋阴补肾，填精益髓

臣
　　山茱萸——补养肝肾，并能填精益髓涩精
　　山药——补益脾阴，亦能固填精益髓精

　　　　　三药相配，滋养肝脾肾，即"三补"

佐
　　泽泻——利湿泄浊，并防熟填精益髓地黄之滋腻恋邪
　　牡丹皮——清泄相火，并制填精益髓山茱萸之温涩
　　茯苓——淡渗脾湿，并助山填精益髓药之健运

　　　　　三药为"三泻"，渗湿浊，清虚热

六味地黄丸是钱乙从《金匮要略》的肾气丸减去桂枝、附子而成,原名"地黄丸",用治肾怯诸证。张山雷《小儿药证直诀笺正》说:"仲阳意中,谓小儿阳气甚盛,因去桂附而创立此丸,以为幼科补肾专药。"

【运用】

1. 辨证要点　本方是治疗肝肾阴虚证的基础方。临床应用以腰膝酸软、头晕目眩、口燥咽干、舌红少苔、脉沉细数为辨证要点。

2. 加减变化　若虚火明显者,加知母、玄参、黄柏等以加强清热降火之功;兼脾虚气滞者,加白术、砂仁、陈皮等以健脾和胃。

3. 现代运用　本方常用于慢性肾炎、高血压病、糖尿病、肺结核、肾结核、甲状腺功能亢进、中心性视网膜炎及无排卵性功能性子宫出血、更年期综合征等属肾阴虚弱为主者。

4. 注意事项　脾虚泄泻者慎用。

【方论精粹】

1. 张秉成《成方便读》:"此方大补肝脾肾三脏,真阴不足,精血亏损等证。故用补必兼泻邪,邪去则补乃得力。故以熟地之大补肾脏之精血为君,必以泽泻分导肾与膀胱之邪浊为佐;山萸之补肝固精,即以丹皮能清泄厥阴、少阳血分相火者继之;山药养脾阴,茯苓渗脾湿。相和相济,不燥不寒,乃王道之方也。"

2. 罗美《古今名医方论》引柯琴:"故君地黄以护封蛰之本,即佐泽泻以疏水道之滞也。然肾虚不补其母,不导其上源,亦无以固封蛰之用。山药凉补,以培癸水之上源;茯苓淡渗,以导壬水之上源;加以萸萸之酸温,藉以收少阳之火,以滋厥阴之液;丹皮辛寒,以清少阳之火,还以奉少阳之气也。滋化源,奉生气,天癸居其所矣。壮水制火,特此一端耳。"

附方

1. 杞菊地黄丸（《医级》）：六味地黄丸加枸杞子、菊花。浓缩丸，每服8粒，日2～3次。临床可改作汤剂，每味各10克，水煎服。功能滋肾，补肝，明目。原方主治肝肾不足，眼花歧视，或枯涩眼痛等病。眼科临床应用参见明目地黄丸条。

2. 知柏地黄丸（《医宗金鉴》）：六味地黄丸加知母、黄柏。浓缩丸，每服8粒，日2～3次。临床可改作汤剂，每味各10克，水煎服。功能滋阴降火。原方主治阴虚火旺，潮热骨蒸，虚烦盗汗，腰脊酸痛，遗精，脉细数等症。眼科临床广泛应用于阴虚火旺眼病。常用于急性视网膜色素上皮炎、慢性葡萄膜炎、闭角型青光眼亚急性发作或慢性进展期，以及视网膜静脉周围炎、高血压病眼底出血、糖尿病眼底出血等病，病情稳定，无出血倾向者。

3. 左归饮（《景岳全书》）：熟地黄15克，山药10克，枸杞子10克，茯苓10克，山茱萸10克，炙甘草5克，水煎，食远服。功能补益肾阴。原方主治肾水不足，腰酸遗泄，口燥盗汗等。眼科临床应用参见明目地黄丸条。

4. 左归丸（《景岳全书》）：大熟地黄、山药、枸杞子、山茱萸、川牛膝、菟丝子、鹿胶、龟胶，市场有成药，每服1丸（重约15克），早晚空腹服，用滚汤或淡盐汤送下。功能滋阴补肾。原方主治真阴肾水不足，头目眩晕，腰酸腿酸，遗精滑泄，自汗盗汗，口燥咽干等。眼科临床主要用于肝肾阴虚型视网膜色素变性及视神经萎缩等症。

补肺阿胶汤

【方歌】 补肺阿胶马兜铃，鼠粘甘草杏糯停，
肺虚火盛人当服，顺气生津嗽哽宁。

【方源】 《小儿药证直诀》："小儿肺虚气粗喘促。"

【组成】 阿胶（麸炒）9克，牛蒡子（炒香）3克，马兜铃（焙，马兜铃有毒，现在用桑叶或者川贝母来替代）、糯米（炒）、杏仁（去皮尖）各6克，甘草（炙）1.5克。

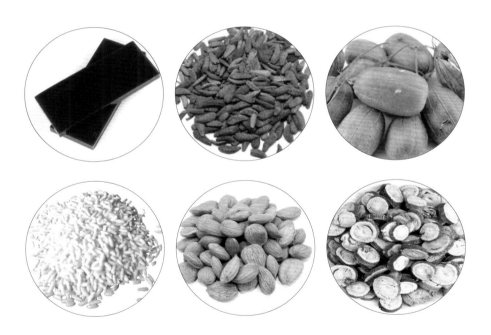

【用法】 上为细末，每服6克，水煎，食后温服。

【主治】 小儿肺虚有热证。咳嗽气喘，咽喉干燥，咯痰不多，或痰中带血，舌红少苔，脉细数。

【功用】 养阴补肺，清热止血。

【方义方解】 本方用于小儿肺阴不足、阴虚有热之证。肺主气，行肃降。肺阴不足，阴虚有热，津液被灼，气逆不降，所以咳嗽气喘，咽喉干燥，咯痰不多。若久咳不止，肺络受损，痰中带血，治疗以补养肺阴为主，结合宁嗽化痰止血为法。

方中阿胶甘平质粘，用量独重，功能是滋阴补肺，养血止血，为君药。臣药是马兜铃，清泄肺热，化痰宁嗽；牛蒡子宣肺清热，化痰利咽。杏仁宣降肺气，止咳平喘，益肺，调和诸药，为佐、使药。诸药合用，补肺阴，清肺热，降肺气，止咳喘。

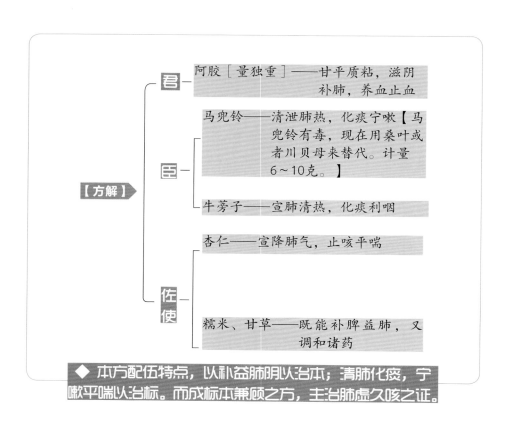

【方解】

君——阿胶〔量独重〕——甘平质粘，滋阴补肺，养血止血

臣——马兜铃——清泄肺热，化痰宁嗽【马兜铃有毒，现在用桑叶或者川贝母来替代。计量6～10克。】

牛蒡子——宣肺清热，化痰利咽

佐使——杏仁——宣降肺气，止咳平喘

糯米、甘草——既能补脾益肺，又调和诸药

◆ 本方配伍特点，以补益肺阴以治本；清肺化痰，宁嗽平喘以治标。而成标本兼顾之方，主治肺虚久咳之证。

【运用】

1. **辨证要点**　本方不仅用于小儿肺阴不足、阴虚有热之咳喘，成人亦可使用。以咳嗽气喘、咽喉干燥、舌红少苔、脉浮细数为证治要点。

2. **加减变化**　咽干口燥较甚，舌红少津者，加沙参、麦冬以增养阴润肺之力；咽喉疼痛者，加桔梗、玄参以宣肺利咽；痰粘而黄者，加黄芩、鱼腥草以助清肺化痰之功；咯血量多者，加白茅根、生地黄、仙鹤草以凉血止血。

3. **现代运用**　慢性支气管炎、支气管扩张症咯血属阴虚有热者，均可用之。

4. **注意事项**　若属肺虚无热，或外有表寒，内有痰浊者，均非所宜。

【方论精粹】

1. 吴昆《医方考》："肺虚有火，嗽无津液，咳而哽气者，此方主之。燥者润之，今肺虚自燥，故润以阿胶、杏仁。金郁则泄之，今肺中郁火，故泄以兜铃、粘子。土者，金之母，虚者补其母，故入甘草、糯米以补脾益胃。"

2. 汪昂《医方集解》说："此手太阴药也。马兜铃清热降火，牛蒡子利膈消痰，杏仁润燥散风，降气止咳。阿胶清肺滋肾，益血补阴。气顺则不哽，液补则津生，火退而嗽宁矣。土为金母，故加甘草、粳米以益脾胃。"

3. 罗美《古今名医方论》引程应旄："痰带红线，嗽有血点，日渐成瘰。缘肺处脏之最高，叶间布有细窍，气从此出入，呼吸成液，灌溉周身，所谓水出高源也。一受火炎，吸时徒引火升，呼时并无液出，久则肺窍俱闭。喉间或痒或疮，六叶遂日焦枯矣。今用阿胶为君者，消窍瘀也；用杏仁、大力子者，宣窍道也；用马兜铃者，清窍热也。糯米以补脾，母气到，肺自轻清无碍矣。"

导赤散

【方歌】

导赤生地与木通，草梢竹叶四般攻，
口糜淋痛小肠火，引热同归小便中。

【方源】 《小儿药证直诀》："治小儿心热。视其睡，口中气温，或合面睡，及上窜咬牙，皆心热也。心气热则心胸亦热，欲言不能，而有就冷之意，故合面睡。"

【释名】 王子接：小肠一名赤肠，为形脏四器之一，禀气于三焦，故小肠失化，上为口糜，下为淋痛。生地黄入胃而能下利小肠，甘草和胃而下疗茎中痛，木通、淡竹叶皆轻清入腑之品，同生地黄、甘草则能从黄肠有形之热邪，入于赤肠，其浊中清者，复导引渗入黑肠，而令气化，故曰导赤。

【组成】 生地黄、木通、甘草各等份(各6克)。

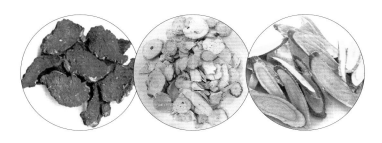

【用法】 上药为末，每服三钱(9克)，水一盏，入竹叶同煎至五分，食后温服(现代用法：水煎服，用量按原方比例酌情增减)。

【功用】 清心利水养阴。

【主治】 心经火热证。心胸烦热，口渴面赤，意欲饮冷，以及口舌生疮；或心热移于小肠，小便赤涩刺痛，舌红，脉数。

【方义方解】 本方证乃心经热盛或移于小肠所致。心火循经上炎，而见心胸烦热、面赤、口舌生疮；火热内灼，阴液被耗，故见口渴、意欲饮冷；心与小肠相表里，心热下移小肠，泌别失职，乃见小便赤涩刺痛；舌红、脉数，均为内热之象。

心火上炎而又阴液不足，故治法不宜苦寒直折，而宜清心与养阴兼顾，利水以导热下行，使蕴热从小便而泄。

方中生地黄甘寒而润，入心、肾经，凉血滋阴以制心火；木通苦寒，入心与小肠经，上清心经之火，下导小肠之热；两药相配，滋阴制火而不恋邪，利水通淋而不伤阴，共为君药。竹叶甘淡，清心除烦，淡渗利窍，导心火下行，为臣药。甘草清热解毒，尚可直达茎中而止痛，并能调和诸药，还可防木通、生地黄之寒凉伤胃，为方中佐使。四药合用，共收清热利水养阴之效。

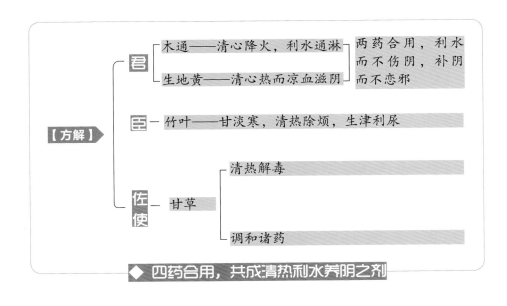

【运用】

1. **辨证要点**　本方为治心经火热证的常用方，又是体现清热利水养阴治法的基础方。临床应用以心胸烦热、口渴、口舌生疮或小便赤涩、舌红脉数为辨证要点。

2. **加减变化**　若心火较盛，可加黄连以清心泻火；心热移于小肠，小便不通，可加车前子、赤茯苓以增强清热利水之功；阴虚较甚，加麦冬增强清心养阴之力；小便淋涩明显，加萹蓄、瞿麦、滑石之属，增强利尿通淋之效；出现血淋，可加白茅根、小蓟、墨旱莲凉血止血。

3. **现代运用**　本方常用于口腔炎、鹅口疮、小儿夜啼等属心经有热者；急性泌尿系感染属下焦湿热者，亦可加减治之。

4. **注意事项**　方中木通苦寒（小心伤肾），生地黄阴柔寒凉，故脾胃虚弱者慎用。

【方论精粹】

吴谦等《医宗金鉴·删补名医方论》："心与小肠为表里也，然所见口糜舌疮、小便黄赤、茎中作痛、热淋不利等证，皆心移热于小肠之证。故不用黄连直泻其心，而用生地滋肾凉心，木通通利小肠，佐以甘草梢，取易泻最下之热，茎中之痛可除，心经之热可导也。此则水虚火不实者宜之，以利水而不伤阴，泻火而不伐胃也。若心经实热，须加黄连、竹叶，甚者更加大黄，亦釜底抽薪之法也。"

方名释义

"导"，引导；"赤"，色也，这里喻赤色属心，心火为赤。《医宗金鉴·删补名医方论》云："赤色属心，导赤者，导心经之热从小肠而出，以心与小肠为表里也。"本方诸药合用，有清心安阴、利水导热之功。上可以清心火以治口舌生疮，下可以利小便以治小便短赤刺痛。从而导心经之热从小便排出，故名"导赤散"。

益黄散

【方歌】　益黄散中用陈皮，丁香诃子小青皮，
再加一味炙甘草，温中涩肠止泻灵。

【方源】　《小儿药证直诀》："（又名补脾散）治脾胃虚弱及治脾疳，
腹大，身瘦。"

【组成】　陈皮30克，丁香6克，诃子（炮）、青皮、炙甘草各15克。

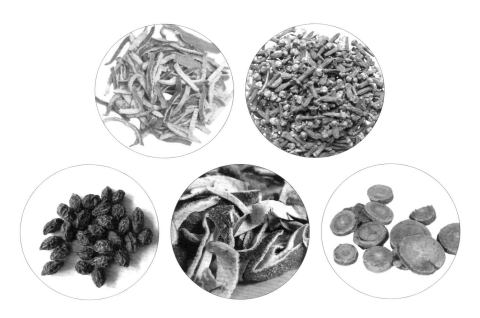

【用法】　上药共研为粗末。每服4.5克，水煎，食前服。或改用饮片作汤
剂水煎服，各药用量各适量。

【功用】　温中理气，涩肠止泻。

【主治】　小儿脾胃虚寒，腹痛泻痢，不思乳食，身无发热，泻物清稀，
呕吐脘胀，神疲面黄，腹大身瘦者。

【方义方解】 方中丁香、炙甘草温中；陈皮、青皮理气健脾；诃子涩肠。综观全方，可温散寒邪，健运中州，固涩滑泄三法于一方。共奏温中理气、涩肠止泻之功。

君	陈皮	健脾行气助运，燥湿温中
臣	青皮	破气消积，除胀满
佐	丁香	温中行气降逆
	诃子	温胃涩肠止泻
使	炙甘草	健脾补中，调和诸药

【运用】

1. **辨证要点** 本方以脾气虚弱、腹痛泻痢、呕吐脘胀、不思乳食、神倦面黄为辨证要点。

2. **加减变化** 若见虚寒较甚，加炮姜、肉桂；腹泻次数较多，加白术、茯苓、薏苡仁、扁豆；食积停滞，加山楂、神曲；呕吐，加半夏、生姜。

3. **现代运用** 可用于婴幼儿腹泻、小儿消化不良等病症。

4. **注意事项** 凡湿热泻痢、热毒泻痢者忌用。

【方论精粹】

1. 吴昆《医方考》："小儿脾虚不实，米谷不化，滑肠滞颐者，此方主之。胃主受纳，脾主消磨，故能纳而不能化者，责之脾虚。滑肠者，肠滑而飧泄也。滞颐者，颐颔之下多涎滞也，皆土弱不能制水之象。火能生土，故用丁香。甘能补土，故用甘草。香能快脾，故用陈皮。涩能去滑，故用诃子。用青皮者，谓其快膈平肝，能抑其所不胜尔！"

2. 张璐《张氏医通》："益黄不用补益中州。反用陈青二橘辟除陈气，其旨最微。婴儿久泻连绵不已，乳食积滞于内，故需二皮专理肝脾宿荫。即兼诃子以兜涩下脱，丁香以温理中州，甘草以和脾气，深得泻中寓补之法。非洞达斯义。难与言至治也。"

泻黄散

【方歌】 泻黄甘草与防风，石膏栀子藿香充，
清泻脾胃伏火邪，胃热口疮并见功。

【方源】 《小儿药证直诀》："（又名泻脾散）治脾热弄舌。"

【组成】 广藿香20克，栀子6克，生石膏15克，甘草90克，防风120克。

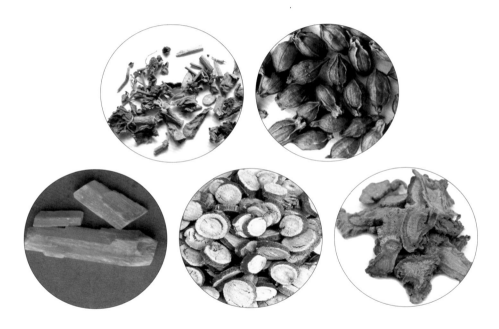

【用法】 上药或和蜜酒同炒至香，共研细末。每服3～6克，水煎，不拘
时服。也可改用饮片作汤剂水煎服，各药用量按常规剂量酌定。

【功用】 清泻脾胃伏火。

【主治】 脾胃伏火，症见口疮口糜、口气秽臭、吐舌弄舌、烦渴易饥、
口燥唇干、舌红脉数。

【方义方解】 本方证是由脾胃伏火熏蒸于上所致。脾胃伏火与胃中实火不同，仅用清降，难泻脾中伏火积热，当遵"火郁发之"为治。所以方中重用防风，配以广藿香升阳散郁，然后以石膏以清之，栀子以泻之，更用甘草益气和中，使伏火去而脾胃不伤。用蜜酒调制，皆有缓调中上二焦、泻脾而不伤脾之意。综观全方，清泻与升发并用，配以醒脾和中以防泻脾所伤。

君	石膏	辛寒用以清热
	栀子	苦寒用以泻火，并能引热下行，从小便而解，具清上彻下之功
臣	防风	味辛微温，在本方是为"火郁发之"而设
	广藿香	化湿醒脾，与防风相伍，有振复脾胃气机之用
佐使	甘草	和中泻火
	蜜	可缓调中上二焦，使泻脾而不伤脾
	酒	

【运用】

1. **辨证要点** 主要用于治疗脾胃伏火之证。临床应用以口疮口臭、口燥唇干、舌红脉数为其辨证要点。

2. **加减变化** 若见烦渴津伤，加生地黄、石斛；大便秘结者，加生大黄；小便短赤者加滑石；高热者，加寒水石、知母；心烦不宁者，加灯芯、赤茯苓；滞颐、乳蛾，加板蓝根、连翘；鹅口疮，另用冰硼散、中白散外涂局部。

3. **现代运用** 可用于口腔溃疡、舌下蜂窝组织炎、慢性口腔炎、口周皮炎、牙痛，以及小儿发热、小儿口疮、妊娠期口疮、滞颐、头痛、妇人妊娠呕吐、带下、睑缘炎、脑功能失调、糖尿病（中消）等病症。

4. **注意事项**　若脾胃阴虚有热者，大脑发育不全、舌淡弄舌者禁用。

【方论精粹】

1. 吴昆《医方考》："脾家伏火，唇口干燥者，此方主之。唇者，脾之外候；口者，脾之窍，故唇口干燥，知脾火也。苦能泻火，故用山栀；寒能胜热，故用石膏；香能醒脾，故用藿香；甘能缓脾，故用甘草；用防风者，取其发越脾气而升散其伏火也。或问：何以不用黄连？余曰：黄连苦而燥，此有唇干口燥，则非黄连所宜，故惟栀子之苦而润者为当耳。又问曰：既恶燥，何以不去防风？余曰：东垣已言之矣，防风乃风药中之润剂也，故昔人审择而用之。"

2. 汪昂《医方集解》："此足太阴、阳明药也。山栀清心肺之火，使屈曲下行，从小便出；藿香调脾肺之气，去上焦壅热，辟恶调中；石膏大寒泻热，兼能解肌；甘草甘平和中，又能泻火；重用防风者，取其升阳、能发脾中伏火，又能于土中泻木也。"

3. 汪绂《医林纂要探源》："君防风引木以疏土；藿香理不正之气，舒胸膈郁热；甘草厚脾土之化；正所以泻土中之火，合之防风能消实满；脾胃，中焦也，中焦有火，则上焦受其熏灼，而心肺皆热，下焦亦受其逼，而肾水不升，故山栀以清心烦而泻三焦之火；石膏此正所以荡脾胃之热而解肌肉之炎蒸，不必谓为泻肺也。脾胃之火，何以不用黄连？曰：黄连实主泻心火、胆火，以为泻脾火者，非也。且此须玩伏火二字，伏火犹郁火也。其用防风、藿香、石膏，意亦主于升散，不欲以苦寒折之，致伤正气。唯山栀乃所以导其热而下之也。研末炒香，蜜酒调服，用酒调益见升散之意矣。"

4. 徐大椿《医略六书·杂病证治》："火伏阳明，胃腑热炽，津液不能上荣，故口舌干燥，消渴不已焉。石膏清胃火之内炽，防风疏火伏之外淫，藿香快胃气以和中，山栀清三焦以降火，甘草泻胃火缓中气也。水煎药末入蜜以润之，使经腑两解，则肺胃肃清而津液得全，何消渴口燥之足患哉？此分解经腑之剂，为胃火郁伏消渴之专方。"

5. 王旭高《王旭高医书六种·退思集类方歌注》："栀子、石膏泻肺胃之火，藿香辟恶去臭，甘草调中泻热，重用防风者，能发脾中之伏火，又能于土中泻木也。诸药微炒香，则能皆入于脾，用蜜、酒调服，则能缓于中上。盖脾胃伏火，宜徐徐而泻却，非比实火当急泻也。脾中伏火，何以不用黄连？吴鹤皋谓恶其燥者，非也，乃恶其遏也。盖白虎汤治肺胃燔灼之火，身大热烦渴而有汗者；此治脾胃郁蒸之火，肌肉热烦渴而无汗者，故加防风、藿香，兼取火郁则发之义也。"

方名释义

脾属中土，其色为黄，开窍于口，其华在唇、四白，脾火亢盛，则口疮、烦渴诸证由生。本方"为脾胃蕴热而设"（张山雷），既清泻脾中伏热，又振复脾胃气机，虽名"泻黄"，而独以风药为重，是散火即所以泻火。立此方者，可谓深得《内经》"火郁发之"之微旨。服本方可使脾火清泻而正气无伤，诸证得愈。"泻黄"，即泻脾经之热，故名"泻黄散"。

七味白术散

【方歌】

七味白术参苓草，木香藿香葛根饶；
发热食少兼口渴，气滞脾弱此方疗。

【方源】 《小儿药证直诀》："治脾胃久虚，呕吐泄泻，频作不止，精液苦竭，烦渴躁，但欲饮水，乳食不进，羸瘦困劣，因而失治，变成惊痫，不论阴阳虚实，并宜服。"

【组成】 人参、木香各6克，白术(炒)、茯苓、葛根、广藿香各15克，甘草3克。

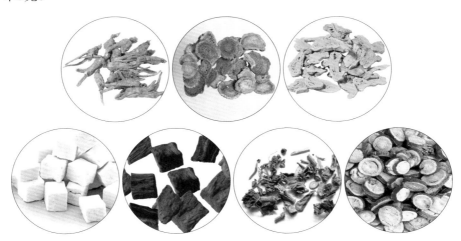

【用法】 上药均研粗末。每次9克，水煎服。亦可用饮片水煎服。

【功用】 健脾益气，和胃生津。

【主治】 脾胃虚弱，津虚内热证。呕吐泄泻，肌热烦渴。

【方义方解】 经云"湿盛则濡泄"，初夏时节，雨湿浸淫，长夏湿热弥漫，此时令之湿也。水乳甘冽，瓜果生冷，则内生之湿也。呕吐不食，胸痞舌白，大便溏泄，小儿犹多是证。钱氏此方，取广藿香之辛芳浓烈，芳化湿浊；木香辛香沁脾，消导和中；葛根升清止泄，三者相伍，芳香化湿，升清降浊；参、术、苓、草性味甘平，匡正达邪。诸药合用，共奏健脾益气、和胃生津之效。

【运用】

1. 辨证要点　主要用于治疗脾虚腹泻。临床应用以神疲乏力、腹泻纳呆为其辨证要点。

2. 加减变化　胃气失和、恶心呕吐者，可加半夏、代赭石；流涎而臭者，加黄连、滑石、诃子、益智仁；水肿者，加猪苓、泽泻等。

3. 现代运用　常用于治疗婴幼儿腹泻、小儿疳症、慢性消化不良，又有用以治疗小儿多尿、遗尿、流涎、肾病水肿等病症。

【方论精粹】

1. 吴昆《医方考》："脾虚肌热，泄泻者，此方主之。脾虚者，补之以甘，故用人参、白术、茯苓、甘草；肌热者，疗之以清，故解以葛根；脾困者，醒之以香，故佐以藿、木。"

2. 徐大椿《医略六书·女科指要》："妊娠脾胃两虚，清阳下陷，致津液不能上奉而口燥不渴，谓之口干。人参扶元补气，白术健脾生血，茯苓渗湿以通津液，木香调气以醒脾胃，藿香开胃快胸膈，炙草缓中益胃气，葛根升阳明清气而津液无不上奉，何口干之有哉？"

3. 汪汝麟《证因方论集要》："虚者补之，故用四君子汤为君。虚而不醒，用藿香、木香以运之。虚而下陷，用葛根以升之。"

甘桔汤

【方歌】
甘桔汤治火郁肺，少阴咽疼及喉痹，
咳嗽鼻腥或肺痈，临症加味变方通。

【方源】 《小儿药证直诀》："治小儿肺热，手掐眉目鼻面。"

【组成】 桔梗60克，甘草30克。

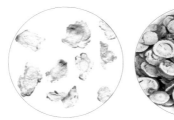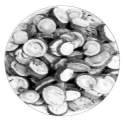

【用法】 上为粗末。每服6克，水100毫升，煎至70毫升，去滓，食后温服。

【功用】 清肺泻火。

【主治】 小儿肺热。

【方义方解】 本方源于《伤寒论》桔梗汤方。方中桔梗，味苦辛性平，归肺经，因其具辛散苦泄之功，故能开宣肺气而利胸膈咽喉，并有较好的祛痰作用，治咳嗽痰多，不论肺寒、肺热俱可应用，与甘草相配有排脓之效。甘草性平，归心、肺、脾、胃经，本品能润肺缓急，有一定止咳平喘之效，因其性平，故寒证、热证均可配伍应用，其还有良好的解毒功效，与桔梗相伍则加强排脓解毒之效，应用于痈疽疮毒。《珍珠囊》中评价桔梗，"与甘草同行，为舟楫之剂"，舟楫者，有如船之载物上浮也，桔梗与甘草同用，可治疗上焦病证，与其他药配用可引药上行达于上焦病所，而上焦为肺之所居，故该方可治肺痈、胸痛、咳吐黏痰脓血等症。

【运用】

1. 辨证要点 临床应用以咽喉肿痛及咳嗽痰多兼有咽痒为其辨证要点。

2. 加减变化 加荆芥、防风，名"如圣汤"；热甚，加羌活、黄芩、升麻。

【方论精粹】

张山雷《小儿药证直诀笺正》："方为肺热而设，然桔梗止能开泄通气，不能清热，盖肺受外感，气窒不宣，最多变症，桔梗善于疏通，理气开结，用为先导，则肺不闭而热可解。"

桔 梗

药材档案

别名：白药、苦梗、梗草、大药、卢茹、苦菜根。

药材特征：本品呈圆柱形或略呈纺锤形，下部渐细，有的有分枝，略扭曲，长7～20厘米，直径0.7～2厘米。表面白色或淡黄白色，不去外皮者表面黄棕色至灰棕色。具纵扭皱沟，并有横长的皮孔样斑痕及支根痕，上部有横纹。有的顶端有较短的根茎或不明显，其上有数个半月形茎痕。质脆，断面不平坦，形成层环棕色，皮部类白色，有裂隙，木部淡黄白色。气微，味微甜后苦。

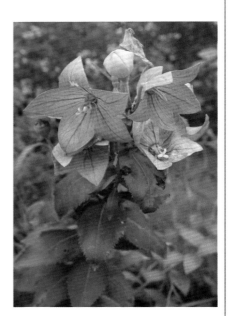

性味归经：苦、辛，平。归肺经。

功能主治：宣肺，利咽，祛痰，排脓。用于咳嗽痰多，胸闷不畅，咽痛音哑，肺痈吐脓。

异功散

【方歌】

苓术参甘四味同，方名君子取谦冲，

增来陈夏痰涎涤，再入香砂痞满通。

水谷精微阴以化，阳和布护气斯充，

若删半夏六君内，钱氏书中有异功。

【方源】　《小儿药证直诀》："温中和气，治吐泻，不思乳食。凡小儿虚冷病，先与数服，以助其气。"

【组成】　人参切去顶、茯苓、白术、陈皮、甘草各等份。

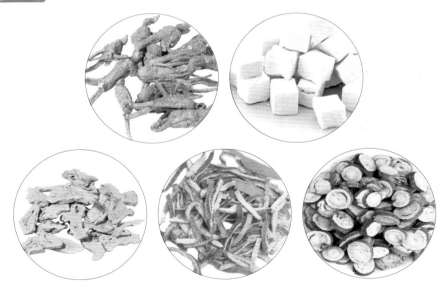

【用法】　上药均研细末，为散剂。每服6～9克，加生姜5片、大枣2枚，水煎服。也可改用饮片水煎服，各药用量按汤剂常规剂量酌减。

【功用】　益气健脾和胃。

【主治】　脾胃虚弱，气滞不畅，食欲不振，胸脘痞闷不舒，大便溏薄，消化不良或呕吐泄泻。

【方义方解】 方中人参甘温大补元气，健脾养胃，为主药；白术健脾燥湿，陈皮行气健脾，使中焦气滞得除，二药合人参以益气行气健脾为辅药；茯苓甘淡渗湿益脾为佐；炙甘草甘温调中，为使药。全方配伍，达健脾益气、理气中胃之功。

君	人参	甘温，益气补中
臣	白术	白术健脾燥湿，陈皮行气健脾，使中焦气滞得除，二药合人参以益气行气健脾
	陈皮	
佐	茯苓	渗湿健脾
使	甘草	甘缓和中

【运用】

1. **辨证要点** 主要用于治疗脾胃虚弱，运化乏力，气滞不畅。临床应用以气虚乏力、胸脘痞闷、纳呆为其辨证要点。

2. **加减变化** 如见湿盛，可去人参、白术，加苍术、半夏、薏苡仁；脾胃虚寒，加制附片、干姜、荜茇；气滞较甚，加木香、枳壳等。

3. **现代运用** 常用以治疗小儿脾胃虚弱引起的消化不良、纳呆、泄泻，慢性胃炎；又有用以治疗上消化道出血、脱发、带下、呕吐等病症。

【方论精粹】

徐大椿《医略六书》："人参扶元气以补肺，白术燥湿气以健脾，茯苓渗湿清治节，橘红利气化痰涎，炙甘草以益胃气，姜汤煎服，使脾气鼓运，则痰涎自化而肺络清和。"

三黄丸

【方源】　《小儿药证直诀》："治诸热。"

【组成】　黄芩（去心）15克，大黄（去皮湿纸裹煨）、黄连（去须）各30克。

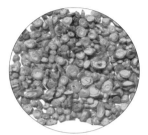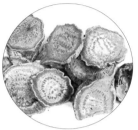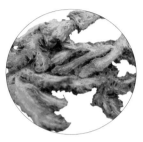

【用法】　上同为细末，面糊丸绿豆大或麻子大。每服5～15丸、20丸，食后，米饮送下。

【功用】　清热解毒。

【主治】　诸热。

【方义方解】　此方由《伤寒论》大黄黄连泻心汤化裁而来，系苦寒退热之剂。因小儿稚阴未充，阳易偏旺，热结之证甚多，故方用黄芩味苦性寒，主归肺与大肠经，功以清热燥湿，泻火解毒，对于肺经热邪蕴积，常为引经药物；黄连味苦性寒，主归心经，功以清热燥湿，泻火解毒以泻心经实火见长；大黄味苦性寒，主归脾胃大肠经，主以泻下攻积，清热泻火，常用于火毒之邪结聚，大便闭结不通者。故火毒之邪充斥三焦者，黄芩清肺热以泻上焦之热，黄连清心火以泻中焦之火，而大黄有泻下之功，以泻代清，釜底抽薪，使热邪从粪门而走。三黄清泻之力较峻，故丸以缓之，且丸中又有面粉，送服用米饮，可顾护胃气，制约三黄苦寒之性，从而达到邪热去而不伤正的目的。

【方论精粹】

张山雷《小儿药证直诀笺正》："方为实热而设。盖小儿稚阴未充，阳易偏旺，热结之症甚多，此方清泄，其力虽峻，而所服无多，用之得当，亦不嫌大黄之荡涤。吾乡习惯，小儿初生，必以此三物蒸取浓汁，三散内日饲二三茶匙，以大便黑粪转黄为止，可免胎毒，颇有经验，威而不猛，洵是良法。"

钱乙治病趣闻

黄 土 治 肾 病

钱乙曾做过翰林医官。一天，宋神宗的皇太子突然生病，请了不少名医诊治，毫无起色，病情越来越重，最后开始抽筋。皇帝十分着急。

这时，有人向皇帝推荐钱乙。钱乙被召进宫内后，皇帝见他身材瘦小，貌不出众，有些小看他。但既然召来，也只好让他为儿子诊病。钱乙从容不迫地诊视一番，要过纸笔，写了一帖药方。

心存疑虑的宋神宗接过处方一看，见上面有一味药竟是黄土，不禁勃然大怒道："你真放肆！难道黄土也能入药吗？"

钱乙不紧不慢地回答说："据我判断，太子的病在肾，肾属北方之水，按中医五行原理，土能克水，所以此症当用黄土。"

宋神宗见他说得头头是道，心中的疑虑并未消失，而这时太子又开始抽搐，皇后在一旁急忙说道："钱乙在京城里颇有名气，都说他的诊断很准确，皇上勿虑。"于是，皇帝命人按方取药，抓紧煎药。太子服下一帖后，抽筋便很快止住了。用完两剂，病竟痊愈如初。

宋神宗彻底信服了钱乙的医术，把他从翰林医官提升为太医丞。而这剂药方中的黄土能治病也传为佳话。

捻头散

【方源】　《小儿药证直诀》："治小便不通方。"

【组成】　延胡索、川楝子各等份。

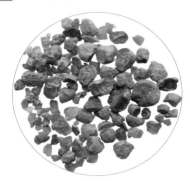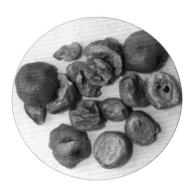

【用法】　上药同为细末。空腹时用1.5～3克，以捻头汤调下。如无捻头汤，即汤中滴油数点。

【功用】　苦泄下降，通利小便。

【主治】　小儿小便不通。

【方义方解】　此方延胡索、川楝子疏肝泄降，活血止痛，用捻头汤调下是取其温中益气，润肠通便。《保命集》金铃子散与此方药味相同，不用捻头汤而用酒调下，功能清热疏肝，行气止痛，为治心腹胁肋诸痛之方，扩大了该方的应用范围，为临床所效法。

【方论精粹】

　　张山雷《小儿药证直诀笺正》："延胡苦楝，皆以泄降见长。捻头者，古时寒具之别名，然寒具乃干糗之类，古虽其可利大小便，其实粉面所制，以油煎之，亦非真能利二便者，此当以病理求之。"

乌药散

【方源】 《小儿药证直诀》："治乳母冷热不和及心腹时痛，或水泻，或乳不好。"

【组成】 乌药、香附（破，用白者）、高良姜、赤芍各等份。

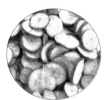 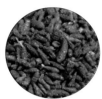 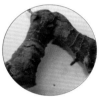 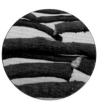

【用法】 上药研末。每服3克，用水150毫升，煎至90毫升，温服。如心腹痛，入酒煎，水泻，米饮调下，不拘时。

【功用】 行气疏肝，温中止痛。

【主治】 乳母冷热不和，心腹时痛，或水泻，或乳不好。

【方义方解】 方中香附，味辛微苦甘性平，归肝、三焦经，功以疏肝理气，调经止痛，其味辛能散，微苦能降，微甘能和，性平而不寒不热，善于疏肝解郁，调理气机，具有行气止痛之功；乌药味辛性温，归肺、脾、肾、膀胱经，功能行气止痛，温肾散寒，主治寒性疼痛；赤芍味苦微寒，归肝经，可清热凉血，祛瘀止痛，善清血分郁热，与其他药物相配可起反佐作用；高良姜味辛性热，归脾、胃经，具有温中止痛作用，善于温散脾胃寒邪，止痛止呕。本方药物寒温并用，各循其经，行气疏肝，温中止痛，此方温而不热，气血共调，故为调节冷热不和之良方。

【方论精粹】

　　张山雷《小儿药证直诀笺正》："腹痛泄泻，中寒气滞为多。温中行气，固痛泻之良方，入酒同煎，亦无非温而行之。"

葶苈丸

【方源】 《小儿药证直诀》："治乳食冲肺，咳嗽、面赤、痰喘。"

【组成】 葶苈（隔纸炒）、牵牛子（炒）、汉防己、苦杏仁（炒，去皮、尖）各3克。

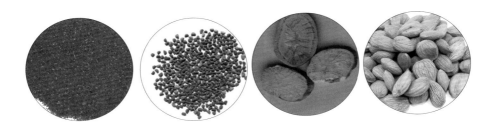

【用法】 上药将前三味研末，入杏仁泥，取蒸陈枣肉和捣为丸，如麻子大。每服5～7丸，用生姜汤送下。

【功用】 宣肺平喘利水。

【主治】 乳食冲肺，咳嗽痰喘，面赤。

【方义方解】 葶苈丸为治小儿痰喘之方，其中葶苈子辛、苦，性大寒，归肺与膀胱经，功以泻肺平喘，利水消肿，用于痰涎壅滞，咳嗽喘促的肺实证，因肺气闭塞之水肿、小便不利，单用本品即可奏效，张仲景之葶苈大枣泻肺汤，即以本品配大枣，治疗咳逆痰多，喘息不得平卧，一身面目浮肿等症。黑牵牛，味苦性寒有毒，归肺、肾、大肠经，有泻下逐水，去积杀虫之效，对于水饮停蓄、水肿、腹胀，牵牛子既能泄水，又能利尿，使水湿从二便解除。在《千金方》中单用牵牛子研末服之，可治水肿，以利小便为度。此外用于痰饮喘咳，多与葶苈子、苦杏仁、厚朴等同用，但本品易大泄元气，虚弱之人须忌用。汉防己味苦、辛，性寒，归膀胱、肾、脾经，功以祛风除湿，利水消肿，在本方中助葶苈子、牵牛子利水消肿。苦杏仁味苦，性温，有小毒，归肺与大肠经，功以止咳平喘，润肠通便，与其他三味药同用有佐助之功。而大枣甘温，可补中益气，养血安神，缓和药性；生姜辛温，可温中止呕，发汗解表，温肺止咳。大枣、生姜共用可调和营卫，使汗而不伤阴，泄而不伤阳。诸药合用，共奏其功。

【方论精粹】

张山雷《小儿药证直诀笺正》："肺有停饮，气闭痰喘面赤者，肺有郁热之徵，是宜泻肺涤饮，枣肉捣丸，亦良法也。"

苦杏仁

药材档案

别名：杏仁、杏子、北杏、木落子、光北杏、光中杏。

药材特征：本品呈扁心形，长 1 ~ 1.9 厘米，宽 0.8 ~ 1.5 厘米，厚 0.5 ~ 0.8 厘米。表面黄棕色至深棕色。一端尖，另端钝圆，肥厚，左右不对称，尖端一侧有短线形种脐，圆端合点处向上具多数深棕色的脉纹。种皮薄，子叶 2，乳白色，富油性。气微，味苦。

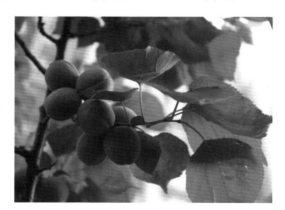

性味归经：苦，微温。有小毒。归肺、大肠经。

功能主治：宣肺降气，止咳平喘，润肠通便。用于咳嗽气喘，胸满痰多，肠燥便秘。

生犀磨汁

【方源】 《小儿药证直诀》："治疮疹不快，吐血衄血。"

【组成】 犀牛角（水牛角代）磨汁。

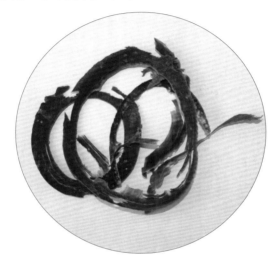

【用法】 用水牛角磨汁，微温，饮稍许，乳食后，更量大小加减之。

【功用】 清热解毒，凉血止血。

【主治】 疮疹不快，吐血衄血。

【方义方解】 水牛角具有凉血清热解毒之功，而清热凉血独胜，故能治血热妄行之吐衄下血。因疮疹热邪壅盛，化火上升，迫血妄行，而有吐血衄血之症。犀角一味磨汁，清热凉血，又能解毒，实为治血热妄行的良药。

【方论精粹】

张山雷《小儿药证直诀笺正》："此热甚而痘不能透，火焰上涌，致为血溢，故助清心泄热为主。聚珍本谓消毒气，固亦指痘疹热毒言之，其意可通。"

败毒散

【方歌】

人参败毒茯苓草，枳桔柴前羌独芎，
薄荷少许姜三片，时行感冒有奇功。

【方源】　《小儿药证直诀》："败毒散治伤风、瘟疫、风湿、头目昏
暗、四肢作痛、憎寒壮热、项强睛疼，或恶寒咳嗽，鼻塞声重。"

【组成】　柴胡、前胡、川芎、枳壳、羌活、独活、茯苓、桔梗（炒）、
人参各9克，甘草5克。

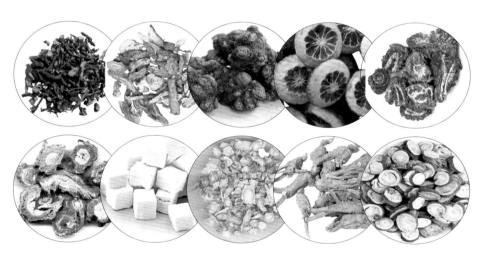

【用法】　上为末，每服二钱（6克），入生姜、薄荷煎。现代用法：按原
方比例酌定用量，作汤剂，水煎服。

【功用】　散寒祛湿，益气解表。

【主治】　气虚外感证。憎寒壮热，头项强痛，肢体酸痛，无汗，鼻塞声
重，咳嗽有痰，胸膈痞满，舌淡苔白，脉浮而按之无力。

【方义方解】 本方所治证候系正气素虚，又感风寒湿邪所致的气虚外感病证。虚人外感风寒湿邪，邪正交争于肌腠之间，正虚不能祛邪外出，故憎寒壮热而无汗，头项强痛，肢体酸痛。风寒犯肺，肺气不宣故鼻塞声重，咳嗽有痰，胸膈痞闷。舌苔白腻，脉浮按之无力，正是虚人外感风寒兼湿之症。治当散寒祛湿，益气解表。方中羌活、独活为君，辛温发散，通治一身上下之风寒湿邪。川芎行气祛风，柴胡疏散解肌，并为臣药，助羌、独活散外邪，除疼痛。桔梗宣肺，枳壳降气，前胡祛痰，茯苓渗湿，以宣利肺气，化痰止咳，皆为佐药。甘草调和诸药，兼以益气和中，生姜、薄荷为引，襄助解表之力，皆属佐使之品。方中人参亦属佐药，用量虽小，却具深义：一是扶助正气以驱邪外出；二是散中有补，不致耗伤真元。

本方原为小儿而设，因小儿元气未充，故用小量人参，补其元气，扶正以托邪外出。正如《寓意草》所说："人受外感之邪，必先汗以驱之。惟元气大旺者，外邪始乘药势而出。若元气素弱之人，药虽外行，气从中馁，轻者半出不出，留连为困，重者随元气缩入，发热无休……所以虚弱之体，必用人参三五七分，入表药中少助元气，以为驱邪之主，使邪气得药，一涌而出，全非补养虚弱之意也。"喻氏还以此治疗外邪陷里而成之痢疾。其证为外邪从表陷里，用此方疏散表邪，表气疏通，里滞亦除，其痢自止。此种治法，称为"逆流挽舟"法。但本方为辛温香燥之剂，若痢下不爽，里急后重，或便脓血，

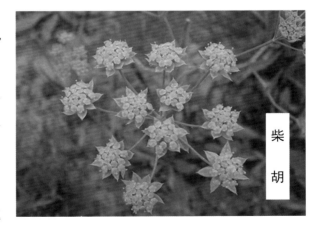

柴胡

是邪已入里化热，以及无表证者，均应忌用。

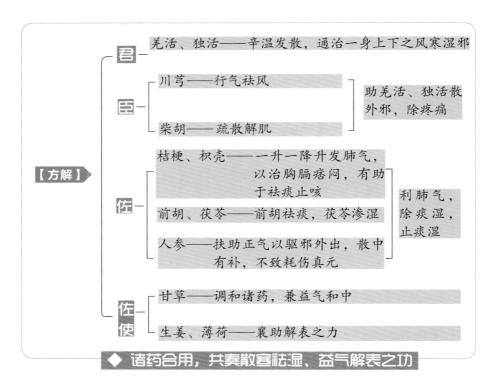

【方解】

君 —— 羌活、独活——辛温发散，通治一身上下之风寒湿邪

臣 —— 川芎——行气祛风
柴胡——疏散解肌
助羌活、独活散外邪，除疼痛

佐 —— 桔梗、枳壳——一升一降升发肺气，以治胸膈痞闷，有助于祛痰止咳
前胡、茯苓——前胡祛痰，茯苓渗湿
人参——扶助正气以驱邪外出，散中有补，不致耗伤真元
利肺气，除痰湿，止痰湿

佐使 —— 甘草——调和诸药，兼益气和中
生姜、薄荷——襄助解表之力

◆ 诸药合用，共奏散寒祛湿、益气解表之功

【运用】

1. **辨证要点** 以憎寒壮热、肢体酸痛、无汗、脉浮按之无力为证治要点。

2. **加减变化** 正气不虚，表邪较重，去人参，加荆、防；气虚较重，重用人参，加黄芪；湿邪较甚，酸痛重，加威灵仙、桑枝、秦艽、防己；咳嗽较甚，加杏仁、白前；痢疾初起，加白芍、木香。

3. **现代运用** 常用于感冒、支气管炎、过敏性皮炎、荨麻疹、湿疹、皮肤瘙痒症等属风寒夹湿者。

4. **注意事项** 本方辛温香燥之品较多，非外感风寒湿邪都不可使用；暑湿或湿热导致的痢疾不可用。

【方论精粹】

1.吴谦等《医宗金鉴·删补名医方论》："赵羽皇：东南地土卑湿，凡患感冒，辄以'伤寒'二字混称。不知伤者，正气伤于中，寒者，寒气客于外，未有外感而内不伤者。仲景医门之圣，立法高出千古。其言冬时严寒，万类深藏，君子固密，不伤于寒。触冒之者，乃名伤寒，以失于固密而然。可见人之伤寒，悉由元气不固，腠理之不密也。昔人常言伤寒为汗病，则汗法其首重矣。然汗之发也，其出自阳，其源自阴。故阳气虚，则营卫不和而汗不能作；阴气弱，则津液枯涸而汗不能滋。但攻其外，不顾其内可乎？表汗无如败毒散、羌活汤，其药如二活、二胡、芎、苍、辛、芷，群队辛温，非不发散，若无人参、生地之大力者居乎其中，则形气素虚者，必至亡阳；血虚挟痰者，必致亡阴，而成痼疾矣。是败毒散之人参，与冲和汤之生地，人谓其补益之法，我知其托里之法。盖补中兼发，邪气不至于流连；发中带补，真元不至于耗散，施之于东南地卑气暖之乡，最为相宜，此古人制方之义。然形气俱实，或内热炽盛，则更当以河间法为是也。"

2.张山雷《小儿药证直诀笺正》："此风寒外感之通治方，所谓人参败毒散者是也，方药未免太泛，然每一煎剂，仅用二钱，固亦可备家庭不时之需。方后谓治惊热，则内热生风，必非表药所能妄试，毫厘千里，不可不别。周澄之按，聚珍本方末，无加地骨皮以下，有云，此古方也。钱氏加甜葶苈半两，薄荷叶半两，名羌活散，盖阎氏注也。"

方名释义

"毒"泛指时行不正之气等致病因素。本方于表散药中加入人参培其正气，以资驱败邪毒，从汗而解，故名"败毒散"。由于方中益气扶正，当推人参为首功，故又名"人参败毒散"。

大青膏

【方源】 《小儿药证直诀》："治小儿热盛生风，欲为惊搐，血气未实，不能胜邪，故发搐也。大小便根据度，口中气热，当发之。"

【组成】 天麻（末）、青黛（研）、乌梢蛇（酒浸，焙干，取末）、蝎尾（去毒，生，末）、天竺黄（研）各3克，白附子（末，生）4.5克，朱砂（研）0.3克。

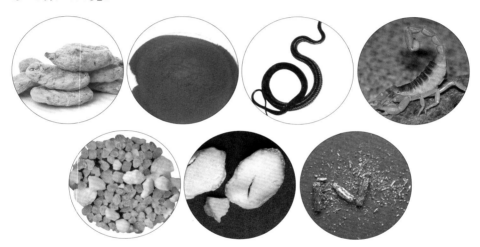

【用法】 上药共研细末，生蜜和成膏。每服半皂子大至1皂子大，月中儿，粳米大；同牛黄膏、薄荷水溶化混匀服；五岁以上，同甘露散服之。

【功用】 凉肝息风定惊。

【主治】 小儿热盛生风，欲为惊搐，血气未实，不能胜邪，故发搐也。大小便根据度，口中气热，当发之。

【方义方解】 方中以天麻、青黛平肝息风，为君药。朱砂重镇安神，天竺黄清热涤痰为臣。君臣相合，共奏凉肝息风之效。白附子祛风痰定惊，蝎尾、乌梢蛇祛风解痉，通络定惊，为佐药，助君药息风定惊。诸药合用，共奏平肝息风、定惊通络之功。

君	天麻	平肝息风	诸药合用，使痰热清、肝风息而惊搐定
	青黛		
臣	朱砂	重镇安神	
	天竺黄	清热涤痰	
佐	白附子	祛风痰定惊	
	蝎尾	祛风解痉，通络定惊	
	乌梢蛇		

【方论精粹】

张山雷《小儿药证直诀笺正》："方以天麻、青黛，平肝息风，朱砂、竺黄，镇坠痰热。方下所谓治热盛生风，欲为惊搐者，本以肝阳内热，化风上旋，生惊发搐而言，与《素问》血菀于上，则为大厥之旨吻合，亦即西医学家之所谓血冲脑筋，此小儿之惊风一证，正与大人类中，同符合辙。本无外风，何所谓邪？是方中用白附子，欲以镇摄上壅之痰，亦非为外邪而设，而方下乃有正不胜邪一语，已觉言之不正，且方中并无发散风邪一味，而方下乃谓当发，更是名不符实。然第一二卷中亦每指大青膏为发散主药，岂非药性不符，恐仲阳不致若是之谬，盖书成于阎氏之手，几经传抄已失庐山真面矣。"

凉惊丸

【方源】　《小儿药证直诀》："治惊疳。"

【组成】　龙胆、防风、青黛各9克，钩藤6克，黄连15克，牛黄、麝香各0.6克，龙脑3克。

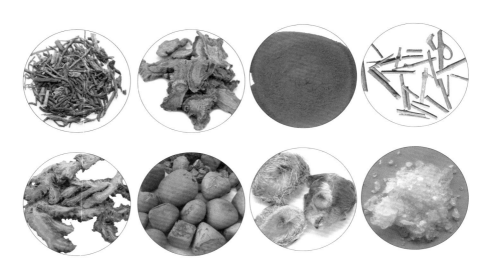

【用法】　上药研为细末，糊为丸，如粟米大。每服3～5丸，金银花煎汤送下。

【功用】　清肝泻火，开窍凉心。

【主治】　惊疳热搐，目赤潮热，痰涎壅盛，牙关紧急者。

【方义方解】　方中龙胆、青黛清热平肝为君药；防风

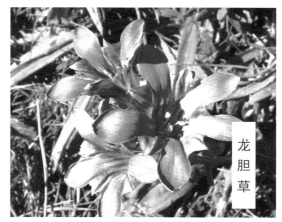

龙胆草

辛温发散、疏肝散肝经之火，钩藤平抑肝阳，黄连入心经，清热解毒泻心火，为臣药；牛黄清热豁痰、开窍醒神；麝香、龙脑芳香开窍，为佐药。用金银花汤送服，助君药清热。诸药合用达凉肝定惊、开窍醒神之效。

君	龙胆	清热平肝，用金银花汤送服，助君药清热
	青黛	
臣	防风	辛温发散，疏肝散肝经之火
	钩藤	平抑肝阳
	黄连	清热解毒泻心火
佐	牛黄	清热豁痰，开窍醒神
	麝香	芳香开窍
	龙脑	

【方论精粹】

张山雷《小儿药证直诀笺正》："方名凉惊，药多平肝清热，正以病为内热生风，惟清降乃能使内风自息，则方中防风一味，必不可用，且此症是气火升腾，宜静而不宜动，脑麝芳香太猛，最能耗散正气，亦不可使，此理古人未知，而在今时，则血冲脑经，病源亦既大白，凡属芳香升散，必须一例避之。"

粉红丸

【方源】 《小儿药证直诀》："又名温惊丸。"

【组成】 天南星（腊月酿牛胆中百日，阴干，取末；别研，无酿者，只
锉炒熟用）120克，朱砂（研）4.5克，天竺黄（研）30克，龙脑半字（别
研），坯子胭脂（研，乃染胭脂）1.5克。

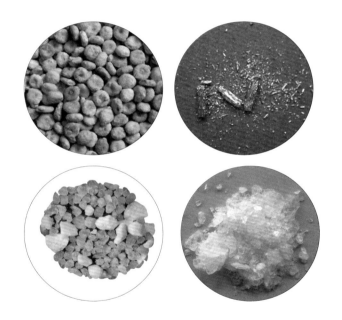

【用法】 一字约为一钱四分之一，用牛胆汁为丸，如鸡头子大。每服
1丸，小者半丸，砂糖温水化下。

【功用】 化痰，凉肝，定惊。

【主治】 痰热惊风。

【方义方解】 方中胆南星祛风化痰、凉肝定惊为君药；臣以天竺黄清热
化痰；龙脑芳香开窍，胭脂活血解毒，朱砂镇惊安神，共为佐药；用牛胆

汁和丸，凉肝清热解毒。诸药合用为治痰上攻、生风生惊之方。

君	胆南星	祛风化痰、凉肝定惊。牛胆汁和丸，助胆南星凉肝清热解毒
臣	天竺黄	清热化痰
佐	龙脑	芳香开窍
	胭脂	活血解毒
	朱砂	镇惊安神

【方论精粹】

张山雷《小儿药证直诀笺正》："此亦治热痰上涌，生风生惊之方，既用胆星为君，复以牛胆汁和丸，制方之意，昭然大白。乃方下则曰一名温惊丸，一似与前方之凉惊丸，相为对待者，殊不可解，须知此方清热力量，不在前方之下，而龙脑减半，又无麝香，则视前方较为平和，而无流弊，通治热痰，效力必在前方之上。方后所谓鸡头大，即如芡实之大也，本草经上品鸡头实，即此。"

━━●化裁方之间的鉴别●━━

凉惊丸、温惊丸，又名粉红丸，皆"治惊疮"，唯有寒热之分。《直诀·脉证治法·疮疹候》："惟疮疹，病后或发痫……若凉惊，用凉惊丸；温惊，用粉红丸。"《婴童百问》谓凉惊丸："潮热口内涎，手足动摇，此心旺也。治惊疮有热发搐，心神惊悸。"凉惊丸主用草龙胆、牛黄、黄连、龙脑寒降之品清心化痰镇惊，以治热惊；温惊丸用南星化痰祛风定惊；同时少佐寒凉定惊之朱砂、天竺黄等，主治惊搐属寒者。

涂囟法

【方源】 《小儿药证直诀》："治伤寒。"

【组成】 麝香（一字），薄荷（半字），蝎尾（去毒为末，半钱，一作半字），蜈蚣、牛黄、青黛（各一字）。

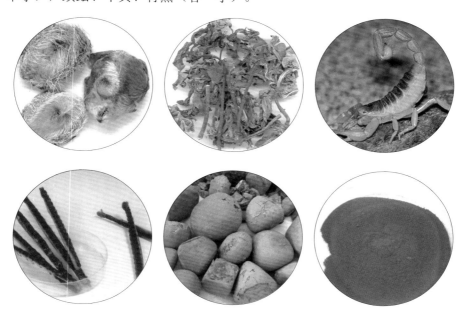

【用法】 上同研，用熟枣肉剂为膏，新绵上涂匀，贴囟上，四方可出一指许，火上炙手频熨，百日内外小儿，可用此。

【功用】 外治定惊。

【主治】 小儿百日内发搐。

【方义方解】 小儿囟门为先天之外窍，婴儿阳气幼稚，囟门未合，风热容易由此而入，故用麝香、蝎尾、蜈蚣祛风，牛黄、青黛、薄荷清热凉惊，和熟枣肉剂为膏，涂囟门上，而使风火之邪从囟门而出，是为便捷之法。

浴体法

【方源】　《小儿药证直诀》："治胎肥、胎热、胎怯。"

【组成】　天麻末、乌梢蛇（酒浸焙干）、白矾各6克，全蝎（去毒为末）、朱砂各15克，麝香3克，青黛9克。

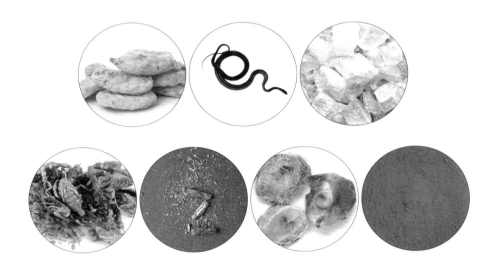

【用法】　上同研匀，每用9克，水三碗，桃枝一握、叶五七枚，同煎至十沸，温热浴之，勿浴背。

【功用】　息风定惊。

【主治】　胎肥、胎热、胎怯。

【方义方解】　胎肥、胎热、胎怯之儿容易生风，故方中全蝎、麝香、乌梢蛇肉乃血肉有情之品，用之以祛风；朱砂、矾石乃石质重镇之物，用之以镇风；风生于热，热极生风，治风不制热，非其治也，故用天麻以散之，青黛以凉之；煎桃枝、桃叶以洗之，则风热皆平。

安神丸

【方源】　《小儿药证直诀》："治面黄颊赤，身壮热，补心。一治心虚肝热，神思恍惚。"

【组成】　芒硝、茯苓、麦冬、山药、甘草、寒水石（研）各15克，龙脑（研）1字，朱砂（研）30克。

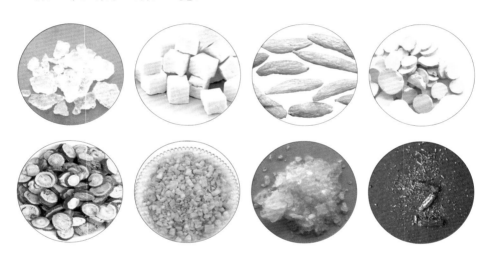

【用法】　上为末，炼蜜为丸，如鸡头子大。每服半丸，以砂糖水化下，不拘时候。

【功用】　补心，定惊，泻火。

【主治】　小儿心虚肝热，面黄颊赤，身热，神志恍惚，惊风，惊啼，因惊吐奶。

【方义方解】　方中朱砂重镇安神为君；芒硝咸寒、清热解毒，龙脑芳香开窍，寒水石清热泻火，为臣药；麦冬清心养阴，助朱砂安神；山药、茯苓、甘草扶脾抑肝。诸药合用，清肝热，宁心安神，治疗肝火扰心之神思恍惚诸症。

君	朱砂	重镇安神
臣	芒硝	咸寒，清热解毒
	龙脑	芳香开窍
	寒水石	清热泻火
佐使	麦冬	清心养阴，助朱砂安神
	山药	扶脾宁心
	茯苓	
	甘草	

【方论精粹】

张山雷《小儿药证直诀笺正》："热甚则气火升浮，神魂不守，方以清热泻火，重坠镇怯，故名安神。然牙硝龙脑，寒凉已甚，可治实火，不能疗虚，方下所谓治壮热肝热是也，复云补心治心虚，未免言之太过，又面黄二字，亦是可疑。"

茯 苓

药材档案

【别名】茯菟、茯灵、茯蕶、云苓、茯兔、伏菟、松腴。

【来源】为多孔菌科真菌茯苓的菌核。多寄生长于松科植物赤松或马尾松等的树根上。

【性味归经】甘、淡，平。归心、肺、脾、肾经。

【功能主治】利水渗湿，健脾，安神。用于水肿尿少，痰饮眩悸，脾虚食少，便溏泄泻，心神不安，惊悸失眠。

【用量用法】内服：10 ~ 15克，煎服。

【注意事项】虚寒精滑、气虚下陷者宜慎用。入药宜切制成薄片，以利药力溶出。

当归汤

【方源】《小儿药证直诀》："治小儿夜啼者，脏寒而腹痛也。面青手冷，不吮乳者是也。"

【组成】当归、白芍、人参、桔梗、陈皮（不去白）各0.3克，甘草（炙）0.15克。

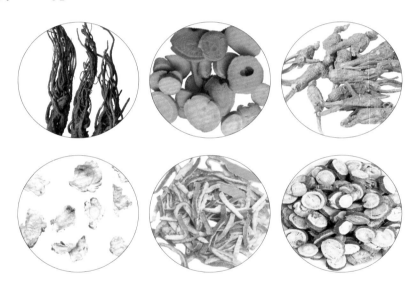

【用法】上为细末，水煎1.5克，时时少与服。

【功用】益气养营，行气止痛。

【主治】小儿夜啼者，脏寒腹痛也，面青手冷，不吮乳者。

【方义方解】当归汤为虚寒性腹痛而设，盖小儿混沌初开，脏腑始成，若禀赋不足，后天失养，易致脏腑虚损。虚寒内生则中气不运，气虚凝寒，不通则痛，故见面青手冷，腹痛夜啼等，治疗虽在补益气血，温中散寒，但启运气机，有助于阳气恢复和气血调畅，所以当归汤并不是单纯选用人参、当归、白芍、甘草补气和中，养血缓急，而是配以桔梗、陈皮斡旋气机。方中人参甘温，益气养营；当归、白芍养血柔肝，缓急止痛；桔梗、陈皮理气助运，行气止痛；甘草健脾补中，和芍药缓急止痛。诸药相合，治疗虚寒之夜啼以及脏寒之腹痛等症。

【运用】

1. **辨证要点**　临床以虚寒引起的夜啼为辨证要点。

2. **加减变化**　如见脏寒腹痛，面青肢冷，证属阳虚寒盛，可适当加干姜、桂枝等温中药。

【方论精粹】

1. 张山雷《小儿药证直诀笺正》："夜啼有实热，亦有正气虚馁，而睡眠不安者，是方盖为正虚而设，养阴和血，而以芍药收摄耗散之气，选药之旨可见。然与方下脏寒腹痛，面青手冷诸症，无一针对者，盖已大非制方之真矣。若是实火不得眠，则方后三黄一法，尚是对症。"

2. 俞景茂《小儿药证直诀类证释义》："夜啼有实热、亦有虚寒，此方为虚寒性腹痛所致之夜啼而设，故方用当归、白芍养血和肝，人参、甘草补气和中，又用桔梗升提、陈皮降气，一升一降以健运中宫，使五脏安和而夜啼即止。"

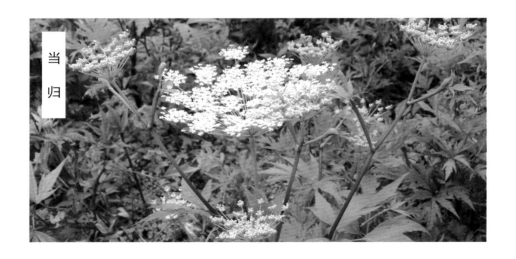

当归

泻心汤

【方源】 《小儿药证直诀》："治小儿心气实，则气上下行涩，合卧则气不得通，故喜仰卧，则气上下通。"

【组成】 黄连30克。

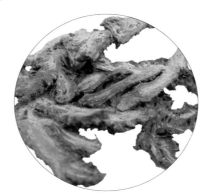

【用法】 上为末，每服1.5克，临睡取温水化下。

【功用】 清心火。

【主治】 小儿心热卧不安。

【方义方解】 方中仅用黄连一味，黄连味苦性寒，归心、肝、胃、大肠经，其以泻心经实火见长，临床多用于热病如热盛火炽、壮热、烦躁，甚至神昏谵语等，还适用于心火亢盛，烦躁不眠及迫血妄行之吐衄及痈肿疮毒，如口疮等。正如刘河间所言："君火者，心火也，可以湿伏，可以水灭，可以直折，唯黄连之属，可以制之。"故小儿心实热只此一物足矣。因本品大苦大寒，过量或服用较久，易致败胃。凡胃寒呕吐、脾虚泄泻之证均忌用。

【方论精粹】

张山雷《小儿药证直诀笺正》："黄连泻心，必有实热见症，而后合符，方下但以仰卧为据，殊不尽然。"

五 疳

中医辞典

小儿疳证，文献中又称疳疾、疳积、五疳、诸疳等，是儿科四大证（痘麻惊疳）之一，也是小儿常见病。疳证分属五脏，故有五疳之称。钱乙对五疳的证型有比较详尽的论述："肝疳，白膜遮睛；心疳，面黄颊赤；脾疳，体黄腹大；肾疳，极瘦，身有疥疮；肺疳，气喘，口舌生疮。"

肝疳又名筋疳，证见头发竖立，面目爪甲色青，两目多泪，隐涩难睁，甚则白膜遮睛，摇头揉目。

心疳又名惊疳，证见惊悸不安，浑身壮热，颊赤唇红，口舌生疮，咬牙寻舌，盗汗烦渴等症。

脾疳又名肥疳，证见面黄肌瘦，时发潮热，困倦嗜卧，心下痞硬，乳食懒进，嗜食泥土，肝大坚硬，腹痛下蛔，头大颈细。

肾疳又名骨疳，证见面色黧黑，耳焦脑热，齿龈出血，足冷如冰，肌骨消瘦。

肺疳又名气疳，证见皮肤干燥，毛发焦枯，面色㿠白，咳嗽气喘，憎寒发热，咽喉不利，口鼻生疮，长流清涕。

钱氏的五脏疳之分，对后世医家治疗疳证拓展思路而不仅限于脾胃有一定的指导意义。

生犀散

【方源】 《小儿药证直诀》："治目淡红，心虚热。"

【组成】 犀牛角（水牛角代，锉末）6克，地骨皮（自采佳）、赤芍、柴胡、葛根（锉）各30克，甘草（炙）15克。

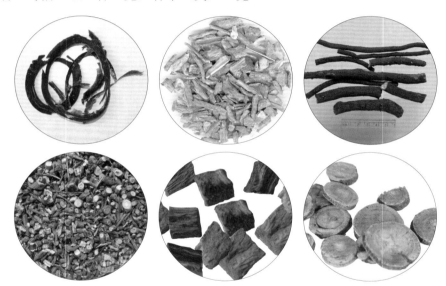

【用法】 上为粗末，每服3～6克，水200毫升，煎至140毫升，温服，食后。

【功用】 清心凉血退热。

【主治】 目淡红，心虚热。

【方义方解】 方用犀牛角清心退热、凉血解毒，地骨皮清虚热、凉血除蒸，为君；赤芍凉血活血、助犀牛角清热凉血；柴胡解表退热，葛根解表退热、生津止渴，防止邪热伤津，共为臣药；甘草清热解毒，调和诸药，为佐使药。诸药合用，共奏清热凉血之效。

君	犀角	清心退热，凉血解毒
	地骨皮	清虚热、凉血除蒸
臣	赤芍	凉血活血，助犀角清热凉血
	柴胡	解表退热
	葛根	解表退热、生津止渴
佐使	甘草	清热解毒，调和诸药

【方论精粹】

张山雷《小儿药证直诀笺正》："方以生犀角为名，且有地骨，清心退热，其力最专，方下乃谓治虚热，未妥。"

地骨皮

药材档案

别名：地辅、地骨、枸杞根、枸杞根皮。

药材特征：本品呈筒状或槽状，长 3 ~ 10 厘米，宽 0.5 ~ 1.5 厘米，厚 0.1 ~ 0.3 厘米。外表面灰黄色至棕黄色，粗糙，有不规则纵裂纹，易成鳞片状剥落。内表面黄白色至灰黄色，较平坦，有细纵纹。体轻，质脆，易折断，断面不平坦，外层黄棕色，内层灰白色。气微，味微甘而后苦。

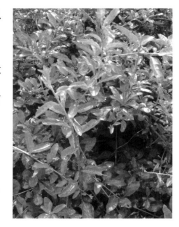

性味归经：甘，寒。归肺、肝、肾经。

功能主治：凉血除蒸，清肺降火。用于阴虚潮热，骨蒸盗汗，肺热咳嗽，咯血，衄血，内热消渴。

白饼子

【方源】 《小儿药证直诀》："（又名玉饼子）治壮热。"

【组成】 滑石、半夏、天南星末各3克，轻粉1.5克（本品有毒，内服每次0.1～0.2克），巴豆24个（去皮膜，用水1升，煮干研细）。

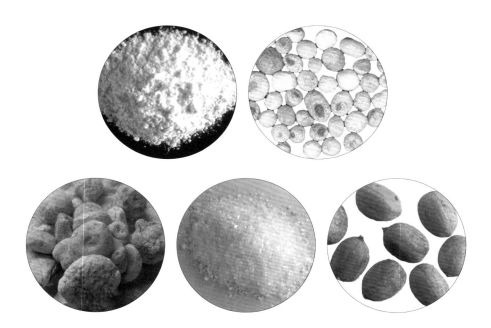

【用法】 上为末，入巴豆粉，次入轻粉，又研匀，却入余者药末，如法令匀，糯米粉为丸，如绿豆大。

【功用】 量小儿虚实用药，3岁以下，每服3～5丸，空腹紫苏汤送下。若3～5岁儿，壮实者不以此为限，加至20丸，以利为度。

【主治】 小儿痰食积滞内阻，致发惊搐，癫痫，或腹有癖积及夹食伤寒，身体温，多唾多睡，或吐不思食，大便乳食不消，或白色；小儿腹中有癖，但饮乳者，及漱而吐痰涎乳食；小儿夹食伤寒，发热呕吐，嗳气，肚疼者。

【方义方解】　　方用轻粉辛寒，攻逐水饮为君；半夏、天南星辛温燥湿化痰，巴豆辛热、祛痰理气，共为臣药；滑石清热利湿，助君药攻逐水饮，为佐药。诸药合用，治疗痰热内阻之实热证。

君	轻粉	辛寒，攻逐水饮
臣	半夏	辛温，燥湿化痰
	天南星	
	巴豆	辛热，祛痰理气
佐	滑石	清热利湿，助君药攻逐水饮

【方论精粹】

1. 张山雷《小儿药证直诀笺正》："此治实热痰积，药极猛烈，盖以小儿服药，必不能多，而病是大实，非攻坚猛将，无以收捣穴犁庭之绩，不得不偏师陷阵，直捣中坚，庶几一鼓荡平，不留余孽，则所服无几，事半功倍，此是制药之妙用，非妄学张子和者，所可同日而语。"

2. 俞景茂《小儿药证直诀类证释义》："此方为温下之剂。钱氏每见积滞而体壮者，概用白饼子下之。下必有积，壮热也因积。故方用星、夏之辛温以化痰积，用轻粉之辛冷以杀虫积，用滑石之甘寒以降热积，用巴豆以平诸般之积，使痰癖血瘕、气痞食积等物一鼓荡平，不留余孽。"

利惊丸

【方源】　《小儿药证直诀》："治小儿急惊风。"

【组成】　青黛、轻粉（本品有毒，内服每次0.1～0.2克）各3克，牵牛子1.5克，天竺黄6克。

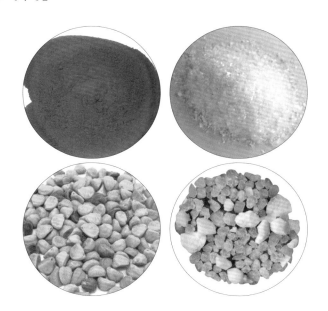

【用法】　上药研末，白面糊丸，如小豆大。每服20丸，用薄荷汤送下。一法炼蜜为丸，如芡实大。每用1粒，化服。

【功用】　清热祛痰，镇惊止搐。

【主治】　小儿急惊风，身热面赤，喘胀腹满，大小便秘者。

【方义方解】　方用轻粉辛寒、攻逐水饮，青黛清肝解毒，为君；天竺黄清热化痰，牵牛子末苦寒、泻下逐水助君药泻热逐水，二药共为臣药；薄荷凉肝疏肝，引药归经，为使药。诸药合用，清热祛痰，治疗实热痰盛诸症。

君	轻粉	攻逐水饮
	青黛	清肝解毒
臣	天竺黄	清热化痰
	牵牛子	泻下逐水
使	薄荷	凉肝疏肝

【方论精粹】

1.《古今图书集成·医部全录》："薛己曰：按慢惊属脾胃无阳、肝木所胜之寒证，故用温惊丸以温之。但所用之药，乃辛散阳气，祛逐痰涎，治者审之。"

2. 张山雷《小儿药证直诀笺正》："此亦劫痰清热之利器，虽较上方稍为和平，亦必实热实痰，治为对症。"

3. 吴昆《医方考》："痫疾之原，得之于惊。或在母腹之时，或在有生之后，必以惊恐而致疾，故曰惊痫。盖恐则气下，惊则气乱，恐气归肾，惊气归心，并于心肾，则肝脾独虚，肝虚则生风，脾虚则生痰，畜极而通，其法也暴，故令风痰上涌，而痫作矣。经曰：'实者泻之'，故用竺黄、青黛以泻肝，牵牛、轻粉以泻脾。泻肝所以祛风，泻脾所以驱涎。"

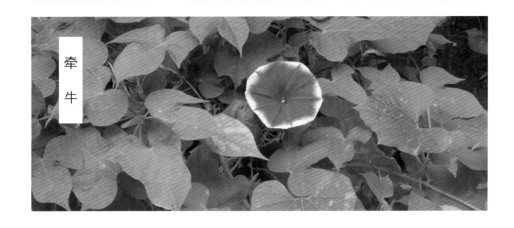

牵牛

瓜蒌汤

【方源】 《小儿药证直诀》："治慢惊。"

【组成】 天花粉6克，重楼3克。

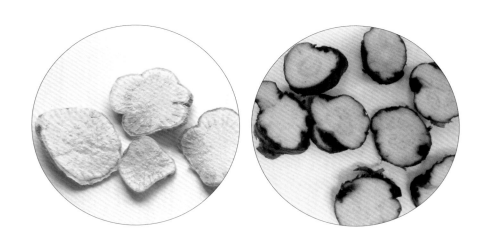

【用法】 上用慢火炒焦黄色，研匀。

【功用】 清热解痉，润肺化痰。

【主治】 小儿高热，惊风抽搐，癖结胀满，小儿慢惊，小儿斑疹作搐。

【方义方解】 重楼，苦寒降泄，清热解痉，主治惊痫，摇头弄舌，胎风，手足抽搐等证，专用此一味，以治胎风，可见重楼是一味主痉的专药，钱氏用此加天花粉（瓜蒌根）治慢惊，是佐以润肺滑痰，解渴生津，使润而能收，猛而能缓，从二药性味分析，本方适用于小儿高热、惊风抽搐，但方前明言治慢惊，是谓治标之意。

【方论精粹】

1.《古今图书集成·医部全录》："薛己曰：按徐用诚云：钱氏治慢惊用瓜蒌汤，恐传写误耳。盖惊主风木，甲木属阳，病急易治；乙木属阴，病缓难治。况小儿五脏之气未实，神气未完而自病之慢惊，非病后及吐泻脾胃虚损而得者，慎勿用此峻厉之剂。王肯堂曰：右瓜蒌汤，钱氏治慢惊法，脉有力者宜用。盖湿痰积于膈中，使风火不得开发而身冷，故用瓜蒌汤劫去湿痰，使风火得伸，而身温搐止。若脉无力者，不宜用之，便当补脾，及温白丸、羌活膏之类。"

2. 张山雷《小儿药证直诀笺正》："慢惊是虚寒重症，法当温补，理中保元，是其专药，而此方二味，皆凉润清热之品，已是可疑，且末子煎汤，又止用一字，再以麝香之气烈开泄者作引，实是药不对病，方后又谓炒焦用之，冷药亦为温剂，则殊不然。须知草木之质，炒为焦枯，气味俱失，而可谓其化冷作温，愚者亦知其不确，恐非制方本意，濒湖引此，谓治慢惊发搐，盖有阳证，盖明知此病此药，必无幸中之理，乃加以阳症二字，为仲阳解嘲，未免骑墙两可，反以误人，不可不辨。"

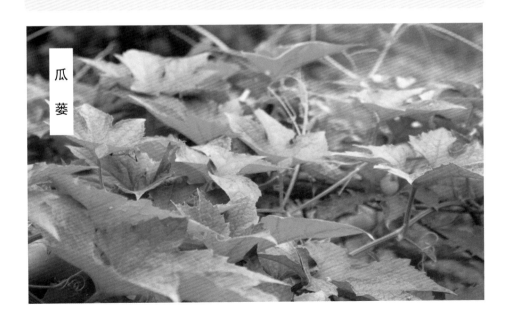

瓜蒌

五色丸

【方源】 《小儿药证直诀》："治五痫。"

【组成】 朱砂（研）15克，水银（本品有毒，慎用）、雄黄、珍珠（研）各30克，铅（同水银熬）90克。

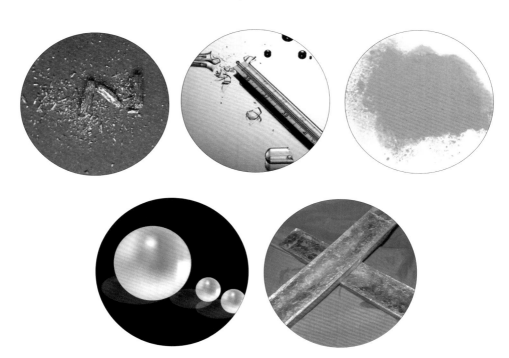

【用法】 上炼蜜丸，如麻子大，每服三四丸，金银花、薄荷汤下。

【功用】 清火涤痰，重镇安魂。

【主治】 五痫。

【方义方解】 方中朱砂色赤入心治心痫；雄黄色黄入脾治脾痫；水银色白入肺治肺痫；铅色黑入肾治肾痫；珍珠色青入肝治肝痫。五者一则镇风，一则化痰，风痰净而痫自平。

【方论精粹】

张山雷《小儿药证直诀笺正》："俌症是痰升气升，冲激脑神经而失知觉运动之病，所以时发时止，即《素问》所谓气血交并于上，则为大厥，厥则暴死之一端，是方重镇，兼以清火涤痰，制方精义，最合《素问》真旨。周谓《聚珍本》作金银花，衍花字，是也。颐尝考许叔微《本事方》，亦有金银薄荷汤下药一条，一本则无荷字，乃知金银薄者，即今之金箔银箔也，古止作薄，荷字亦是衍文，此必浅入不识古字古义而妄增者。"

调中丸

【方源】 《小儿药证直诀》："治中焦虚寒，下利清谷，腹痛食少。"

【组成】 人参（去芦）、白术、干姜（炮）各90克，甘草（炙）45克。

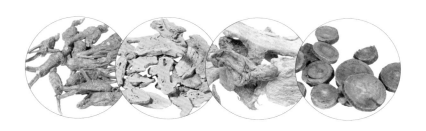

【用法】 上药为细末，丸如绿豆大。每服1～40丸，空腹时用温水送下。

【功用】 健脾温中散寒。

【主治】 中焦虚寒，下利清谷，腹痛食少者。

【方义方解】 方中干姜温运中焦，以散寒邪为君；人参补气健脾，协助干姜以振奋脾阳为臣；佐以白术健脾燥湿，以促进脾阳健运；使以炙甘草调和诸药，而兼补脾和中，以蜜和丸，取其甘缓之气调补脾胃。诸药合用，使中焦重振，脾胃健运，升清降浊机能得以恢复，则吐泻腹痛可愈。

君	干姜	温运中焦，散寒邪	
臣	人参	大补元气，助运化而正升降	诸药合用，共奏健脾温中散寒之功
佐	白术	健脾燥湿，以促进脾阳健运	
使	炙甘草	补脾和中，调和诸药	
	蜜	调补脾胃	

【方论精粹】

张山雷《小儿药证直诀笺正》："此即理中，方下无主治者，盖以熟在人口，所治何症，尽人能知，无须更说耳。"

人 参

药材档案

别名：黄参、地精、神草。

药材特征：主根呈纺锤形或圆柱形，长 3 ~ 15 厘米，直径 1 ~ 2 厘米。表面灰黄色，上部或全体有疏浅断续的粗横纹及明显的纵皱，下部有支根 2 ~ 3 条，并着生多数细长的须根，须根上常有不明显的细小疣状突出。根茎（芦头）长 1 ~ 4 厘米，直径 0.3 ~ 1.5 厘米，多拘挛而弯曲，具不定根（芋）和稀疏的凹窝状茎痕（芦碗）。质较硬，断面淡黄白色，显粉性，形成层环纹棕黄色，皮部有黄棕色的点状树脂道及放射状裂隙。香气特异，味微苦、甘。

或主根多与根茎近等长或较短，呈圆柱形、菱角形或人字形，长 1 ~ 6 厘米。表面灰黄色，具纵皱纹，上部或中下部有环纹。支根多为 2 ~ 3 条，须根少而细长，清晰不乱，有较明显的疣状突起。根茎细长，少数粗短，中上部具稀疏或密集而深陷的茎痕。不定根较细，多下垂。

性味归经：甘、微苦，微温。归脾、肺、心、肾经。

功能主治：大补元气，复脉固脱，补脾益肺，生津养血，安神益智。用于体虚欲脱，肢冷脉微，脾虚食少，肺虚喘咳，津伤口渴，内热消渴，气血虚亏，久病虚羸，惊悸失眠，阳痿宫冷。

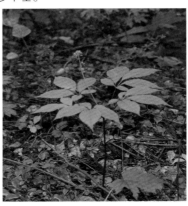

塌气丸

【方源】 《小儿药证直诀》："治虚胀如腹大者，加萝卜子名褐丸子。"

【组成】 胡椒30克，蝎尾（去毒）15克（一方有木香3克）。

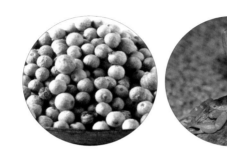

【用法】 上为细末，面丸如粟米大。每服5～20丸，陈米饮下，不拘时。

【功用】 温中行气。

【主治】 寒气郁结，虚胀腹大，手足冷厥，面青气急。

【方义方解】 本方为脾虚腹胀而设，方中胡椒为大辛大热之品，归胃与大肠经，有温中止痛之效；蝎尾辛平，归肝经，有息风止痉、通络止痛的作用；木香为辛苦温之品，有行气调中止痛之功。由此三药组方，对脾胃气虚、运化无力、脘腹胀满者用之有效。

【方论精粹】

张山雷《小儿药证直诀笺正》："此为脾肾阳虚而设，然既胀满，则行气之药，必不可无，方后木香，乃必需之品。"

木香丸

【方源】　《小儿药证直诀》："治小儿疳瘦腹大。"

【组成】　木香、青黛（另研）、槟榔、豆蔻（去皮）各0.3克，麝香（另研）4.5克，千金子（去皮）30克，蛤蟆（三个烧存性）。

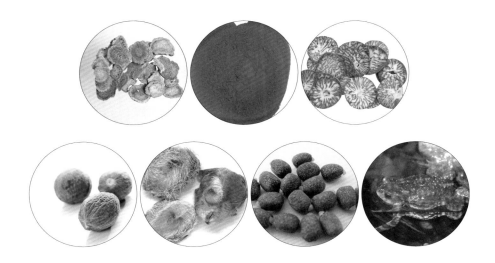

【用法】　上为细末，蜜丸绿豆大，每服3～5丸至10～20丸，薄荷汤下，食前。

【功用】　消积除疳。

【主治】　小儿疳瘦腹大。

【方义方解】　疳瘦腹大，皆脾土不运之故。木香、槟榔、豆蔻理气悦脾，青黛平肝去热，麝香开窍，蛤蟆消疳。重用续随子者，以泻下积滞，消满化癖，使积滞去而气机畅，中运健而胃纳复，疳瘦能除。由于本方药性偏温，故钱氏用以治冷疳。但毕竟克削，若无积滞或有积滞而偏热者，不可轻投。

【方论精粹】

张山雷《小儿药证直诀笺正》："疳瘦腹大，必有积滞，积不去则胀不已，故以千金子为君，而以木香、蔻仁之健运者辅之。蛤蟆善能鼓气，故消腹满，但麝香芳烈，多用反以伤气，全方分量，不过二两余，宜减麝五分之四。唐以前权衡不以钱计，二十四铢为两，六铢为一分，四分即一两，二分即半两，此方前四味各一分，即各六铢，为四分之一两，非今人十分为一钱之分，否则前四味太少，而麝反十五倍之，必非制方之旨。"

木 香

药 材 档 案

别名：蜜香、广木香、五木香、南木香、青木香、川木香。

药材特征：本品呈圆柱形或半圆柱形，长 5 ~ 10 厘米，直径 0.5 ~ 5 厘米。表面黄棕色至灰褐色，有明显的皱纹、纵沟及侧根痕。质坚，不易折断，断面灰褐色至暗褐色，周边灰黄色或浅棕黄色，形成层环棕色，有放射状纹理及散在的褐色点状油室。气香特异，味微苦。

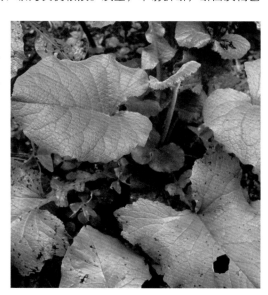

性味归经：辛、苦，温。归脾、胃、大肠、三焦、胆经。

功能主治：行气止痛，健脾消食。用于胸胁、脘腹胀痛，泻痢后重，食积不消，不思饮食。煨木香实肠止泻。用于泄泻腹痛。

胡黄连丸

【方源】　《小儿药证直诀》："治肥热疳。"

【组成】　黄连、胡黄连各15克，朱砂(另研)3克。

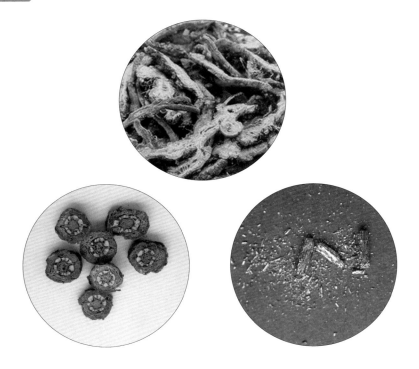

【用法】　药前二味为细末，入朱砂末，共填入猪胆内，用淡浆水煮，以杖于挑子上，用线钓之，勿著底，候一炊久取出，研入芦荟、麝香各0.3克，饭和丸，如麻子大。每服5～7丸，食后米饮下。

【功用】　清热除疳。

【主治】　肥热疳。

【方义方解】　方中胡黄连味苦性寒，有退虚热、除疳热、清湿热之效，善于治疗小儿疳积、消化不良、腹胀体瘦、下利、发热等证，故为方中君药；黄连有清热燥湿作用，助君药以清热除疳；热甚则生凉，朱砂色赤入心，所以镇惊，以猪胆制之者，诸风皆属于肝，用胆即所以治肝而息风；少入芦荟、麝香者，以杀虫通窍也。此方大苦大寒，以治郁热在里之疳。

【方论精粹】

张山雷《小儿药证直诀笺正》："疳积多由郁热，是方大苦大寒，非实热者不可概投，且疳症未有腹不坚大者，蛤蟆乃是要药，但干者分量甚轻，方后半两似太多，当减之，以入丸散，若不炙松，不能研细，但不可太焦耳。"

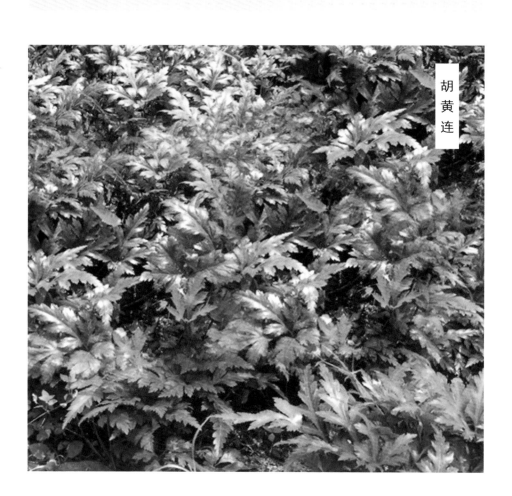

胡黄连

兰香散

【方源】　《小儿药证直诀》："治疳气，鼻下赤烂。"

【组成】　罗勒（烧灰）6克，铜青1.5克，轻粉0.3克。

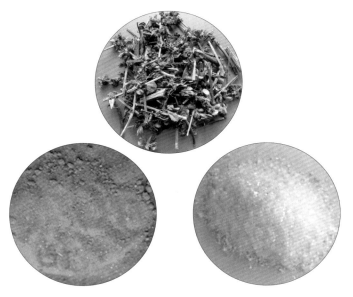

【用法】　上为细末令匀。看疮大小，掺患处。

【功用】　外治消疳。

【主治】　小儿疳气，鼻下赤烂。

【方义方解】　方中罗勒为治黄烂疮之主药，佐以铜青甘平，治疳疮而疗
虫痊，轻粉辛冷，疗痰疾而杀虫，三者合用以治疳气。

【方论精粹】

张山雷《小儿药证直诀笺正》："此肺胃蕴热、鼻孔蚀疮之外治药。兰香，即
佩兰之一种，然疡科中清热止痒之末子药，均可通用，不必拘守此一方也。"

白粉散

【方源】 《小儿药证直诀》："治诸疳疮。"

【组成】 海螵蛸、白及各0.9克，轻粉0.3克。

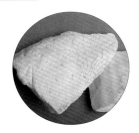 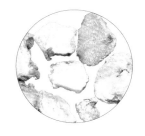 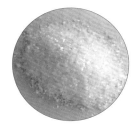

【用法】 上为末，先用浆水洗，拭干贴。

【功用】 收湿敛疮。

【主治】 诸疳疮。

【方义方解】 本方亦是外治疳疮之药，轻粉拔毒，海螵蛸、白及生肌收口，浆水化滞物以治疳疮，本方为外治药简单实用之方。

【方论精粹】

1. 张山雷《小儿药证直诀笺正》："此亦外治药末，轻粉拔毒，鲗骨、白及黏腻长肌，方简而切，颇可法也。"

2. 《六味地黄丸古今研究与应用》："诸疳：疳在内，目肿腹胀，利色无常或沫青白，渐瘦弱，此冷证也。疳在外，鼻下赤烂，目燥，鼻头上有疮不著痂，渐绕耳生疮。治鼻疮烂，兰香散。诸疮，白粉散主之。肝疳，白膜遮睛，当补肝，地黄丸主之。心疳，面黄颊赤，身壮热，当补心，安神丸主之。脾疳，体黄腹大，食泥土，当补脾，益黄散主之。肾疳，极瘦，身有疮疥，当补肾，地黄丸主之。筋疳，泻血而瘦，当补肝，地黄丸主之。肺疳，气喘，口鼻生疮，当补脾肺，益黄散主之。骨疳，喜卧冷地，当补肾，地黄丸主之。"

3. 俞景茂《小儿药证直诀类证释义》："轻粉拔毒，海螵蛸、白及粘腻长肌，浆水化滞物以治疳疮。"

白 及

药 材 档 案

别名：白根、白给、白芨、甘根、地螺丝。

药材特征：本品呈不规则扁圆形，多有 2 ~ 3 个爪状分枝，长 1.5 ~ 5 厘米，厚 0.5 ~ 1.5 厘米。表面灰白色或黄白色，有数圈同心环节和棕色点状须根痕，上面有突起的茎痕，下面有连接另一块茎的痕迹。质坚硬，不易折断，断面类白色，角质样。气微，味苦，嚼之有黏性。

性味归经：苦、甘、涩，微寒。归肺、肝、胃经。

功能主治：收敛止血，消肿生肌。用于咯血，吐血，外伤出血，疮疡肿毒，皮肤皲裂。

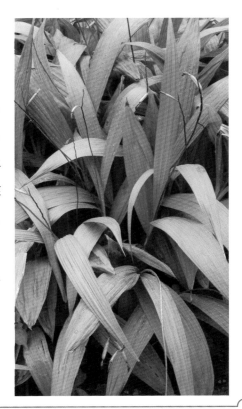

消积丸

【方源】 《小儿药证直诀》："治大便酸臭。"

【组成】 丁香9个，砂仁20个，乌梅（去核）3个，巴豆（去皮油心膜）2个。

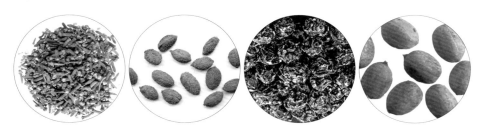

【用法】 上为细末，面糊丸黍米大。三岁以上三、五丸；以下三、二丸。温水下，不计时候。

【功用】 消积导滞。

【主治】 大便酸臭。

【方义方解】 方中砂仁为君药，性味辛温，归脾胃经，具有化湿行气温中之效，凡脾胃湿阻及气滞所致的脘腹胀痛，不思饮食，呕吐泄泻等均可应用；丁香味辛性温，归脾、胃、肾经，有温中降逆、温肾助阳之功，为治疗胃寒呕吐、呃逆之要药，而对于脾胃虚寒，呕吐食少，为臣药；乌梅酸平，归肝、脾、肺、大肠经，对于久泻久利有涩肠止泻之功；巴豆辛热，有大毒，归胃、大肠经，对于小儿乳食停积，痰多惊悸者，可用本品消积、祛痰。在此方中，巴豆用量极轻，这是峻药轻投的用药方法。本方为温下之剂，宜于中阳虚弱、不能消化而大便色白等症。

【方论精粹】

张山雷《小儿药证直诀笺正》："大便酸臭，积滞已甚，非攻坚荡积，无以推陈致新，此为大便色白，阳虚不能消化者立法，故宜温下，又恐巴霜太猛，乃以乌梅为之调剂，缩砂仁以助气机之运行，药味不多，而虑周藻密，确是佳方。"

丁 香

药材档案

别名：丁子香、支解香、公丁香、雄丁香。

药材特征：本品略呈研棒状，长 1 ~ 2 厘米。花冠圆球形，直径 0.3 ~ 0.5 厘米，花瓣 4，复瓦状抱合，棕褐色至褐黄色，花瓣内为雄蕊和花柱，搓碎后可见众多黄色细粒状的花药。萼筒圆柱状，略扁，有的稍弯曲，长 0.7 ~ 1.4 厘米，直径 0.3 ~ 0.6 厘米，红棕色或棕褐色，上部有 4 枚三角状的萼片，十字状分开。质坚实，富油性。气芳香浓烈，味辛辣、有麻舌感。

性味归经：辛，温。归脾、胃、肺、肾经。

功能主治：温中降逆，补肾助阳。用于脾胃虚寒，呃逆呕吐，食少吐泻，心腹冷痛，肾虚阳痿。

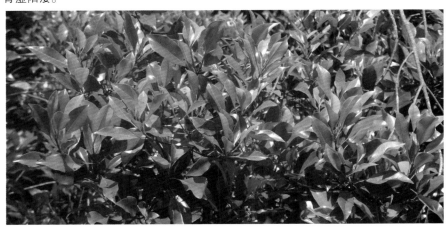

安虫散

【方源】　《小儿药证直诀》："治小儿虫痛。"

【组成】　铅粉（炒黄）、槟榔、川楝子（去皮核）、重楼（炒）各60克，白矾（铁器熬）、雄黄、巴豆霜各7.5克，干漆（炒烟尽）15克。

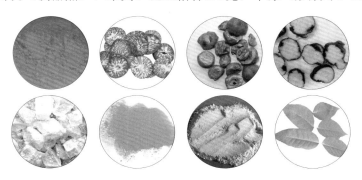

【用法】　上为细末。每服0.25～0.5克，温米饮调下，痛时服。学海案：《聚珍本》无干漆、雄黄、巴豆霜。

【功用】　杀虫止痛。

【主治】　小儿虫痛。

【方义方解】　铅粉消积杀虫解毒，主治虫积腹痛；川楝子具有杀虫之功，主治虫积腹痛；重楼治腹痛，为绦虫、蛲虫、蛔虫之驱除剂，杀虫消积之力最佳；槟榔驱虫消积，善治各种虫积症；白矾解毒杀虫之功显著。诸药配伍，多苦寒之品，使全方驱虫之功显著，药效专一，为小儿虫积腹痛方剂。

【方论精粹】

　　张山雷《小儿药证直诀笺正》："汇集杀虫攻积之药，其力甚峻，但胡粉干漆，太不驯良，宜去之。古人治蛔曰安，而不敢说一杀字，盖误认无病之人，亦当有蛔，但驯伏而不扰动耳，然非其族类，杀之惟恐不速，安之何居。"

紫霜丸

【方源】 《小儿药证直诀》："治消积聚。"

【组成】 代赭石（醋淬七次）、赤石脂各3克，苦杏仁（去皮尖）50粒，巴豆（去皮膜心出油）30粒。

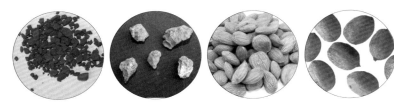

【用法】 上先将苦杏仁、巴豆霜入乳钵内，研细如膏，却入代赭石、赤石脂末，研匀，以汤浸蒸饼为丸，如粟米大。一岁服五丸，米饮汤下；一二百日内儿三丸，乳汁下。更宜量其虚实加减，微利为度。此药兼治惊痰诸证，虽下不致虚人。学海案：《聚珍本》无赤石脂。

【功用】 攻积逐痰。

【主治】 积聚。

【方义方解】 方中巴豆攻下积聚，伍以赤石脂以缓之；代赭石、苦杏仁镇静降逆，故能治小儿积聚以及惊痰诸证。由于此方巴豆霜较多，攻泄有余，是为治标之剂，实积及实热生痰者宜之。

【方论精粹】

张山雷《小儿药证直诀笺正》："此方巴霜较多，攻泄有余，而无气分斡旋之药以导其先路，突将无前，太嫌直骤，以消积聚，赤石脂虽重坠而质黏，盖欲以缓巴霜之峻，《聚珍本》据《永乐大典》，反少此一物，尤其滑泄猛烈，惟所服无多，果是实积，亦急则治标之一法。方后谓治惊痰，则实热生痰，气火上壅，冲激脑经，惊搐瘛疭之症，以此涤痰镇坠，尤其相宜。"

止汗散

【方源】　《小儿药证直诀》："治六阳虚汗，上至顶，不过胸也，不须治之。喜汗，厚衣卧而额汗出也，止汗散止之。"

【组成】　故蒲扇灰。

【用法】　上用故蒲扇灰，如无扇，只将故蒲烧灰研细，每服3～6克，温酒调下，不计时候。

【功用】　清解虚热，引热下行。

【主治】　六阳虚汗。

【方义方解】　止汗散仅蒲灰一味，将陈蒲扇或蒲草烧灰存性，温酒调下。因蒲长泽中，取其清芬之气能制炎热，而烧灰服之，欲其引热下行。

【方论精粹】

　　张山雷《小儿药证直诀笺正》："汗多总是火盛，疏泄无度，蒲生水中，性本清芬，能制炎热，败扇经摇动之余，取其得空气较多，能生凉风以除火气耳，此亦古人理想，惟用酒送，则反以助其振动，殊非止汗之旨，方下文义，不甚明了，疑有伪误。"

香瓜丸

【方源】 《小儿药证直诀》："治遍身汗出。"

【组成】 黄瓜（黄色者一个，去瓤），大黄（湿纸裹煨至纸焦）、胡黄连、柴胡（去芦）、鳖甲（醋炙黄）、芦荟、青皮、黄柏各等份。

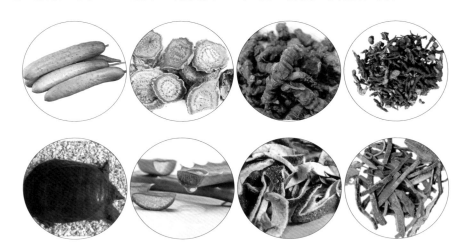

【用法】 上除黄瓜外，同为细末。将黄瓜割去头，填入诸药置满，却盖口，用杖子插定，漫火内，面糊丸，如绿豆大。每服2～3丸，食后冷浆水（为用粟米加工，经发酵而成的白色浆液。）或新水（新汲之水）送下；大者5或7～10丸。学海案："《聚珍本》更有黄连，又云各等份。"

【功用】 苦寒泄热，滋阴养营。

【主治】 遍身汗出。

【方义方解】 汗为心之液，心热过甚则心也不藏而汗出遍身。方用黄瓜、大黄、胡黄连大寒以清心胃之热，鳖甲、黄柏滋肾润燥，芦荟、青皮、柴胡凉肝疏肝，使热清阳潜，肝调气平，而遍身之汗可止。

【方论精粹】

张山雷《小儿药证直诀笺正》："以三黄而合芦荟，苦寒至矣。制法颇奇，似亦无谓，所服仅绿豆之三二丸，五七丸，至十丸而止，则阴寒偏盛，不可过也。方中无分量，盖有脱落，当从《聚珍本》补之。"

大 黄

▌药 材 档 案▌

别名：黄良、将军、肤如、川军、锦纹大黄。

药材特征：本品呈类圆柱形、圆锥形、卵圆形或不规则块状，长 3 ～ 17 厘米，直径 3 ～ 10 厘米。除尽外皮者表面黄棕色至红棕色，有的可见类白色网状纹理及星点（异型维管束）散在，残留的外皮棕褐色，多具绳孔及粗皱纹。质坚实，有的中心稍松软，断面淡红棕色或黄棕色，显颗粒性；根茎髓部宽广，有星点环列或散在；根木部发达，具放射状纹理，形成层环明显，无星点。气清香，味苦而微涩，嚼之粘牙，有沙粒感。

性味归经：苦，寒。归脾、胃、大肠、肝、心包经。

功能主治：泻下攻积，清热泻火，凉血解毒，逐瘀通经，利湿退黄。用于实热积滞便秘，血热吐衄，目赤咽肿，痈肿疔疮，肠痈腹痛，瘀血经闭，产后瘀阻，跌打损伤，湿热痢疾，黄疸尿赤，淋证，水肿；外治水火烫伤。酒大黄善清上焦血分热毒。用于目赤咽肿，齿龈肿痛。熟大黄泻下力缓，泻火解毒。用于火毒疮疡。大黄炭凉血化瘀止血。用于血热有瘀出血症。

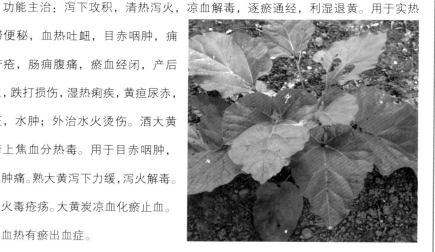

花火膏

【方源】 《小儿药证直诀》："治夜啼。"

【组成】 灯花（一棵）。

【用法】 上涂乳上，令儿吮之。

【功用】 清热解毒润下。

【主治】 热证心躁夜啼。

【方义方解】 灯火是烟煤所结，清心火而泄阴分之热，颇能有效，但须以香油点灯结花乃佳。香油即芝麻油，具有清热解毒润下之功，故治阴分火炽、卧不安的夜啼。

【方论精粹】

张山雷《小儿药证直诀笺正》："阴分火炽，则卧不安而夜多啼。灯花是烟煤所结，清心火而泄阴分之热，颇能有效，但须以香油点灯结花乃佳，半岁以内，尤有捷验。"

临证提要

婴儿白天能安静入睡，入夜则啼哭不安，时哭时止，或每夜定时啼哭，甚则通宵达旦，称为夜啼。多见于新生儿及6个月内的小婴儿。新生儿及婴儿常以啼哭表达要求或痛苦，饥饿、惊恐、尿布潮湿、衣被过冷或过热等均可引起啼哭。此时若喂以乳食、安抚亲昵、更换潮湿尿布、调整衣被厚薄后，啼哭可很快停止，不属病态。

白玉散

【方源】 《小儿药证直诀》："治热毒气客于腠理，搏于血气，发于外皮，上赤如丹，是方用之。"

【组成】 滑石7.5克，寒水石15克。

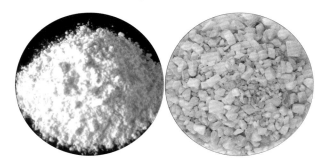

【用法】 上为末。方中滑石，《永乐大典》作"白玉"。

【功用】 清热解毒凉血。

【主治】 热毒气客于腠理，搏于血气，发于外皮，赤游丹肿。

【方义方解】 滑石性苦温无毒，苦能清热，温能败毒；寒水石清泻肺热；涂以米醋，外敷赤丹，以成清热凉血败毒之功。

文献摘要

《小儿药证直诀》："白玉散，治热毒气客于腠理，搏于血气，发于外皮，上赤如丹，是方用之。白玉二钱五分，又云滑石，寒水石五钱，上为末。用米醋或新水调涂。"

牛黄膏

【方源】 《小儿药证直诀》："治惊热。"

【组成】 雄黄(小枣大，用独茎萝卜根水并醋共350毫升煮尽)、甘草、玄明粉各9克，朱砂1.5克，龙脑3克，寒水石(研细)15克。

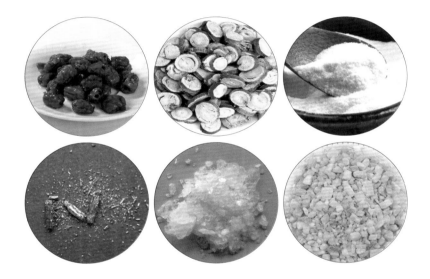

【用法】 上药同研匀，蜜和为剂。每次半皂子大，食后用薄荷汤温化下。

【功用】 清热镇惊。

【主治】 小儿惊热。

【方义方解】 此方寒凉镇重以治气火俱盛之惊搐。寒水石入足少阴以泻火，朱砂入手少阴以镇惊，玄明粉泻阳明热结，佐以甘草，使泻下而不至于过猛，雄黄解毒，龙脑平肝，温薄荷汤下，以治热极惊风之证。

【方论精粹】

张山雷《小儿药证直诀笺正》："寒凉镇重，以治气火俱盛，血冲脑经之热痰风惊，恰如其分。龙脑芳香，虽能耗气，然清凉则能下降，此与麝香之走散，性情微有区别，单用龙脑，尚不为害，但分量宜轻，可减三分之二，《聚珍本》有郁金，亦开结抑降，其用相近。绿豆粉清热上品，自可为使。甜硝之名，殊不经见，考玄明粉制法，以甘草同煮，说者谓以甘解其寒凝太甚，则所谓甜硝，殆即此物。"

甘 草

药 材 档 案

别名：甜草、甜草根、密草、红甘草、粉草、粉甘草、国老。

药材特征：甘草：根呈圆柱形，长25～100厘米，直径0.6～3.5厘米。外皮松紧不一。表面红棕色或灰棕色，具显著的纵皱纹、沟纹、皮孔及稀疏的细根痕。质坚实，断面略显纤维性，黄白色，粉性，形成层环明显，射线放射状，有的有裂隙。根茎呈圆柱形，表面有芽痕，断面中部有髓。气微，味甜而特殊。

胀果甘草：根及根茎木质粗壮，有的分枝，外皮粗糙，多灰棕色或灰褐色。质坚硬，木质纤维多，粉性小。根茎不定芽多而粗大。

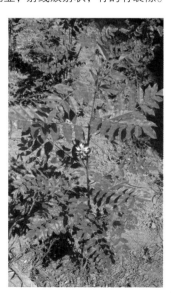

性味归经：甘，平。归心、肺、脾、胃经。

功能主治：补脾益气，清热解毒，祛痰止咳，缓急止痛，调和诸药。用于脾胃虚弱，倦怠乏力，心悸气短，咳嗽痰多，脘腹、四肢挛急疼痛，痈肿疮毒，缓解药物毒性、烈性。

牛黄丸

【方源】 《小儿药证直诀》："治小儿疳积。"

【组成】 雄黄（研水飞）、天竺黄各6克，牵牛子3克。

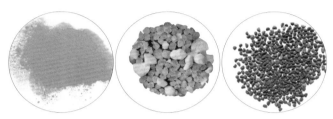

【用法】 上同再研，面糊为丸，粟米大，每服3～5丸。食后，薄荷汤下。并治疳消积，常服尤佳，大者加丸数。

【功用】 消积导滞。

【主治】 小儿疳积。

【方义方解】 方中雄黄有杀虫功效，用治虫积腹痛；天竺黄有清热化痰之功效；牵牛子有泻下、去积、杀虫之功效，对肠胃实热积滞、虫积腹痛均有效。三药合用，药力峻猛，荡涤肠胃积滞疗效确切，但不应长期应用，以免损伤脾胃正气。

【方论精粹】

张山雷《小儿药证直诀笺正》："此亦涤饮攻痰之法。竺黄清热，故曰治疳；牵牛荡涤，故曰消积。所服无多，尚不为峻，但必非常服之品，方后常服尤佳一句，胡可为训。"

玉露丸

【方源】 《小儿药证直诀》："（又名甘露散）治伤热吐泻黄瘦。"

【组成】 寒水石（软而微青黑，中有细纹者是）、石膏（坚白而墙壁手不可折者是好）各15克，甘草3克。

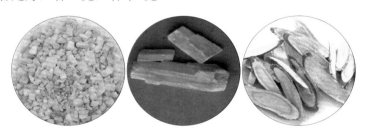

【用法】 上同为细末，每服一字或半钱、一钱，食后，温汤调下。

【功用】 清解暑热。

【主治】 伤热吐泻黄瘦。

【方义方解】 方中石膏性大寒，清热泻火，除烦止渴。寒水石性亦属大寒，有清热泻火之功。甘草调和药性，生用偏于清火解毒。三药合用，治疗伤热所致吐泻黄瘦诸症。

【方论精粹】

张山雷《小儿药证直诀笺正》："方为内热而设，实即白虎汤之意，但二石下所称形质，适是两误。李濒湖谓阎孝忠以寒水石为石膏，以石膏为寒水石，今之石膏，虽坚硬，而小块可以手折，非其他石药之大坚者可比，盖此物本不甚坚，而能黏手，故有膏名，古有所谓软石膏者即此。又别有硬石膏，则即今之寒水石也。前泻黄散后，列有《聚珍本》所附阎氏石膏说，亦是误认，详《本草纲目》石膏条中。"

百祥丸

【方源】　《小儿药证直诀》："（一名南阳丸）治疮疹倒靥黑陷。"

【组成】　红芽大戟不拘多少（阴干）。

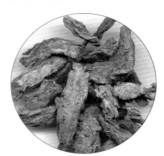

【用法】　浆水煮极软，去骨晒干，复纳汁中煮，汁尽焙干为末，水为丸，如粟米大。每服10～20丸（研），赤芝麻汤送下，不拘时候。

【功用】　峻下攻毒。

【主治】　痘疮初发用之，可预防毒气上迫咽喉。主治痘疮倒靥黑陷，寒战噤牙戛齿，身黄紫肿，热毒便秘里实。

【方义方解】　大戟苦寒有毒，为下毒之峻剂，北产者色白，以南产者色紫为上，名曰红芽大戟，能泻脏腑水湿，泻火利水，故十枣汤与甘遂、芫花同用以治悬饮，钱氏以治疮疹黑陷归肾之证，实为热盛液干而设，然性峻利，损真气，用之宜慎，并严格掌握剂量。三岁小儿每日可用1～1.5克。泻后还需温补脾土以防变。

【方论精粹】

　　张山雷《小儿药证直诀笺正》："此为热甚液干而设，非可治血虚不足之倒靥，曰治黑陷，指焦枯者而言也。"

牛李膏

【方源】 《小儿药证直诀》："（一名必胜膏）治疮疹倒压黑陷。"

【组成】 牛李子。

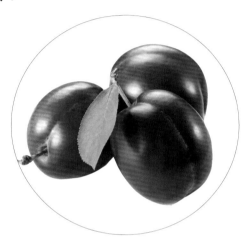

【用法】 上杵汁，石器内密封，每服皂子大，煎杏胶汤化下。

【功用】 清热凉血解毒。

【主治】 小儿疮疹毒气出不快，及触犯黑色。

【方义方解】 牛李子，亦名鼠李子，李之别种，甘美可食，性质功用与李同。李能去痼热，酸能收阴，而温以散之，其治疮疹倒陷之功，用意在此。

【方论精粹】

张山雷《小儿药证直诀笺正》："牛李即李子之一种，考李子气味虽曰微温，然《名医别录》明言其去痼热，则大寒可知。钱氏以治痘之黑陷，且名以必胜，清血解毒之功最巨。若非大热，何可轻投。"

宣风散

【方源】　《小儿药证直诀》："治小儿慢惊。"

【组成】　槟榔2个，陈皮、甘草各15克，牵牛子（半生半熟）120克。

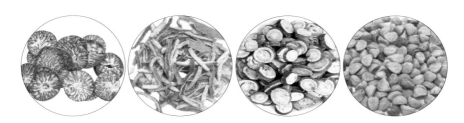

【用法】　上为细末。二至三岁儿，蜜汤调下15克，三岁以上3克，食前服。

【功用】　祛风化痰，清热止惊。

【主治】　小儿食积气滞，肠胃失运，成为慢惊，腹胀便秘，胸闷气喘，亦治水肿，水湿内停，大便不通，小便甚少者。

【方义方解】　方中重用牵牛子，苦辛善走，通利二便，攻积逐水；辅以槟榔，破气消导；佐以陈皮，调理气机，化痰和胃；使用甘草，调和诸药。综合为方，力专攻积。故对小儿慢惊属痰积食滞者可以应用。由于方中牵牛、槟榔可以泻痰逐水，故对水肿亦可运用。

君	牵牛子	通利二便，攻积逐水
臣	槟榔	破气消导
佐	陈皮	调理气机，化痰和胃
使	甘草	调和诸药

【方论精粹】

张山雷《小儿药证直诀笺正》："慢惊总是脾肾两虚，纵有寒痰壅滞，皆宜温不宜清，可补不可下，是方槟榔、牵牛，皆是峻药，岂可误治虚症。上卷慢惊条中，所谓风在脾胃，故大便不聚而为泻，当去脾间风，风退则利止，故主以此方。窃谓脾虚生风，岂是外风深入，拙著《中风斠诠》，曾论及有阴寒之气上冲一证，即为小儿慢惊，及大人之并无肝火而猝然昏厥者言之，而古人竟认作外风入脾，欲取攻荡以宣此风，岂不犯虚虚之戒。"

槟 榔

药材档案

别名：宾门、椰玉、大腹子、橄榄子、槟榔子。

药材特征：本品呈扁球形或圆锥形，高1.5 ~ 3.5厘米，底部直径1.5 ~ 3厘米。表面淡黄棕色或淡红棕色，具稍凹下的网状沟纹，底部中心有圆形凹陷韵珠孔，其旁有1明显疤痕状种脐。质坚硬，不易破碎，断面可见棕色种皮与白色胚乳相间的大理石样花纹。气微，味涩、微苦。

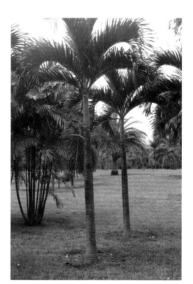

性味归经：苦、辛，温。归胃、大肠经。

功能主治：杀虫，消积，行气，利水，截疟。用于绦虫病，蛔虫病，姜片虫病，虫积腹痛，积滞泻痢，里急后重，水肿脚气，疟疾。

麝香丸

【方源】 《小儿药证直诀》："治小儿慢惊、疳等病。"

【组成】 龙胆、胡黄连各15克，木香、蝉蜕（去剑为末，干秤）、芦荟（去砂秤）、熊胆、青黛各3克，轻粉、麝香、龙脑、牛黄（并别研）各3克，瓜蒂（为末）21个。

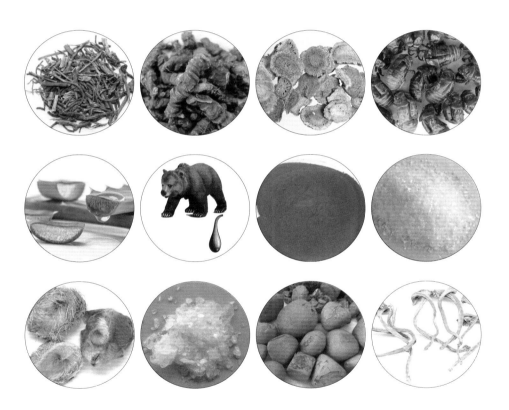

【用法】 上猪胆丸如桐子及绿豆大。惊疳脏腑，或秘或泻，清米饮或温水下，小丸五、七粒至十粒。疳眼，猪肝汤下；疳渴，猪汤下亦得。惊风发搐，眼上，薄荷汤化下一丸，更水研一丸滴鼻中。牙根疮、口疮，研贴。虫痛，苦楝子或白芜荑汤送下。百日内小儿，大小便通，水研封脐中。虫候，加干漆、麝香各少许，并入生油一两点，温水化下。大凡病急则研碎，缓则浸化，小儿虚极、慢惊者勿服，尤治急惊痰热。

【功用】　清热息风镇惊。

【主治】　小儿慢惊、疳等病。

【方义方解】　此方用龙胆草、芦荟、青黛清肝经之热；热则风生，故用蝉蜕以熄之；风生则惊起，故用龙脑、麝香、牛黄、熊胆以定之；由惊而成疳，因疳而伤脾，则用轻粉、胡黄连、木香、瓜蒂以治疳而理脾。故本方适用于急惊痰热而夹疳者，非治慢惊之方。

【方论精粹】

　　张山雷《小儿药证直诀笺正》："方中一派大苦大寒，止可以治肝胆实火，而方下乃曰治小儿慢惊，乍见之大是可骇，迨细释方后分证加引，则皆是热症，本无一条虚寒杂厕其间，方末且申明之曰，小儿虚极、慢惊者弗服，尤治急惊痰热，则制方之旨，岂不明白了解，乃知下慢字，必是传写之误，且以惊疳等病四字为句，如多一慢字，即不成句，此必出于浅人妄加，以前一方治慢惊而误衍之，不可不正。干漆大毒，观于人之生漆疮者，偶闻其气，即已周身起瘰发肿，甚至顶大如斗，其厉何如？岂幼孩柔脆肠胃所能胜任，虽曰杀虫，胡可浪用，不解《本草经》何以列于上品，且曰无毒，又谓久服轻身耐老，则古书之不可尽信明矣。又按惊风之痉厥抽掣，皆是脑神经病，而运动为之骤变，《素问》谓之气血并走于上，则为暴厥，治必镇摄火焰，降气开痰，宜静而不宜动。脑麝芳香最烈，适足以助气火之上扬，非徒无益，且必有大害，是方脑麝尤重，更不可以治惊搐，惟疳积腹大，气滞不行者，可少用之，以利流通，然亦宜减三之二为允。"

大惺惺丸

【方源】 《小儿药证直诀》："治惊疳百病及诸坏病，不可具述。"

【组成】 朱砂（研）、青礞石、金牙石各4.5克，雄黄3克，蟾灰6克，牛黄、龙脑（别研）各一字，麝香（别研）1.5克，蛇黄（醋淬五次）9克。

【用法】 上研匀细，水煮，蒸饼为丸，朱砂为衣，如绿豆大。百日儿每服一丸，一岁儿二丸，薄荷温汤下，食后。

【功用】 息风镇惊，清热消积。

【主治】 惊疳百病及诸坏病。

【方义方解】 此方用蛇黄、金牙石、辰砂、青礞石、雄黄以治风而镇惊，配牛黄、蟾灰、龙脑、麝香血肉之品治疳而清热，小儿疾病多起于风热、惊疳，故以百病概之。

【方论精粹】

张山雷《小儿药证直诀笺正》："此方与上方大旨相似，故主治各症亦同，但苦寒较减，而攻痰消积之力较专，痰热而兼积滞者宜之，若治热痰风惊，则必去脑麝。"

小惺惺丸

【方源】 《小儿药证直诀》："解毒，治急惊、风痫、潮热及诸疾虚烦，药毒上攻，躁渴。"

【组成】 母猪粪（腊月取，烧存性），朱砂（水研飞）、龙脑、麝香各6克，牛黄（各别研）3克，蛇黄（西山者，烧赤，醋淬3次，水研飞，干用）15克。

【用法】 东流水作面糊为丸，如梧桐子大，朱砂为衣。每服2丸，钥匙研破，食后温水化下。小儿才生，便宜服1丸，除胎中百疾。云：猪粪、辰砂各半两，龙脑、麝香各二钱。

【功用】 清热泻火，解毒开窍。

【主治】 急惊，风痫，潮热及诸疾虚烦。

【方义方解】 方中猪粪秽浊，取其下行，能泻火而解热毒，以治急惊，协助牛黄、蛇黄以清热而除躁渴，合辰砂、龙脑、麝香以开窍，能治惊风及胎中百病。

【方论精粹】

张山雷《小儿药证直诀笺正》："猪粪秽浊，取其下行，能泻火而解热毒，以治急惊，亦是清降，故能定气血之上冲，但脑麝必不可用，而此方更重，《聚珍本》虽稍轻，亦尚非配药之法，方后以钥匙研药，盖取其能开通之意，然未免孩子气，试问于药性上，安能有用？盖此书屡经传写，岂特非仲阳之旧，抑恐矢阎氏之真矣！但谓小儿初生，宜服一丸，则可以泄导先天蕴热，方法颇佳。"

牛 黄

别名：胆黄、丑宝、管黄、西牛黄、京牛黄、天然牛黄。

药材特征：本品多呈卵形、类球形、三角形或四方形，大小不一，直径0.6 ～ 3（4.5）厘米，少数呈管状或碎片。表面黄红色至棕黄色，有的表面挂有一层黑色光亮的

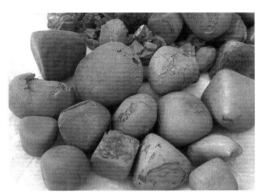

薄膜，习称"乌金衣"。有的粗糙，具疣状突起，有的具龟裂纹。体轻，质酥脆，易分层剥落，断面金黄色，可见细密的同心层纹，有的夹有白心。气清香，味苦而后甘，有清凉感，嚼之易碎，不粘牙。

性味归经：甘，凉。归心、肝经。

功能主治：清心，豁痰，开窍，凉肝，息风，解毒。用于热病神昏，中风痰迷，惊痫抽搐，癫痫发狂，咽喉肿痛，口舌生疮，痈肿疔疮。

银砂丸

【方源】 《小儿药证直诀》："治涎盛，膈热实，痰嗽，惊风，积，潮热。"

【组成】 水银（本品有毒，慎用）三皂子大，朱砂（研）6克，蝎尾（去毒，为末）、硼砂（研）、霜粉（研）、轻粉、郁李仁（去皮，焙，为末）、牵牛子、铁粉、腊茶各9克。

【用法】 上药为细末，熬梨汁为膏，为丸如绿豆大。每服1～3丸，食后龙脑水化下。

【功用】 清热息风，涤痰消积。

【主治】 小儿涎盛，膈热实，咳嗽，惊风，积，潮热，及大人风涎等。

【方义方解】 方中水银、霜粉、轻粉下痰消积。同郁李仁、牵牛子、腊茶、硼砂涤热；蝎尾息风；铁粉、朱砂镇痰嗽。故能治痰涎风热惊积诸症。

【方论精粹】

张山雷《小儿药证直诀笺正》："幼科惊痫，无非热盛生风，气火挟痰，上激冲脑为病，抽搐瘈疭，痉厥戴眼，无一非脑神经受其震激，而失功用。喻嘉言谓惊风之名，当作热痰风惊，则明白了解，其论极是。在古人虽未尝知有神经之病，然多用金石重坠之药，以治其气火之升腾，则降逆镇定，恰与气血上冲之原理相合，故能桴应。是方汞铁粉霜，镇坠极重，而又以蝎尾、月石、牵牛、李仁，消导下行，荡涤积热，最是峻剂，苟非大实，未可轻投，但水银必与黑铅同化，乃能结砂，此方无黑铅，必有脱误，然即使结砂，苟其炼不得法，则汞性善变，流弊不小，终宜慎之。"

郁李仁

别名：郁子、山梅子、郁里仁、小李仁、李仁肉。

药材特征：小李仁：呈卵形，长5～8毫米，直径3～5毫米。表面黄白色或浅棕色，一端尖，另端钝圆。尖端一侧有线形种脐，圆端中央有深色合点，自合点处向上具多条纵向维管束脉纹。种皮薄，子叶2，乳白色，富油性。气微，味微苦。

大李仁：长6～10毫米，直径5～7毫米。表面黄棕色。

性味归经：辛、苦、甘，平。归脾、大肠、小肠经。

功能主治：润燥滑肠，下气利水。用于津枯肠燥，食积气滞，腹胀便秘，水肿，脚气，小便不利。

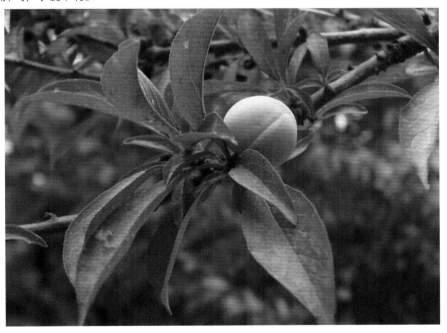

蛇黄丸

【方源】 《小儿药证直诀》："治惊痫。因震骇、恐怖、叫号、恍惚是也。"

【组成】 蛇黄3个（火煅，醋淬），郁金（一处为末）50克，麝香0.7克。

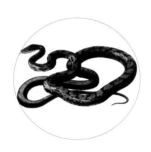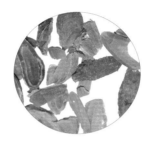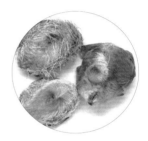

【用法】 上为细末，饭丸，如梧桐子大。每服1～2丸，煎金银磨刀水化下。

【功用】 息风开窍，开痰降逆。

【主治】 小儿因震骇恐怖，致发惊痫者。

【方义方解】 此方用蛇黄镇风，麝香开窍，郁金通行气血，煎金银磨刀水以定惊，故能治惊痫。

【方论精粹】

张山雷《小儿药证直诀笺正》："此亦开痰降逆之法。用磨刀水送药者，取铁之重坠耳。"

三圣丸

【方源】 《小儿药证直诀》："化痰涎，宽膈，消乳癖，化惊风、食痫、诸疳。小儿一岁以内，常服极妙。"

【组成】 小青丸：青黛、腻粉各3克，牵牛子（末）9克。并研匀，面糊丸，黍米大。

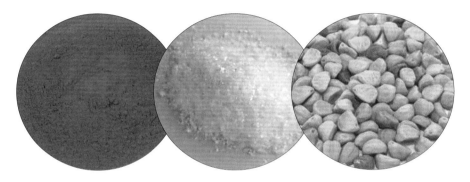

小红丸：天南星（末）30克，朱砂（研）15克，巴豆（取霜）3克。并研匀，姜汁面糊丸，黍米大。

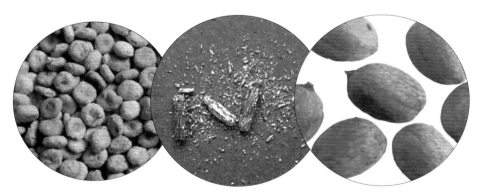

小黄丸：半夏（末）0.3克，巴豆霜、黄柏（末）各0.7克。并研匀，姜汁面糊丸，黍米大。以上百日者各一丸，一岁者各二丸，随乳下。

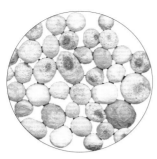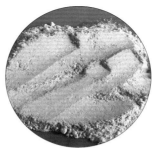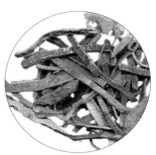

【功用】 攻下痰实。

【主治】 化痰涎，宽膈，消乳癖，化惊风、食痫、诸疳。

【方义方解】 小青丸中腻粉治痰涎积滞，加青黛以息肝风；牵牛以化乳癖而除疳。青黛色青，故名小青。

小红丸中天南星息风除痰；朱砂以镇静；巴豆以除癖。因朱砂色红，故名小红丸。

小黄丸中半夏燥湿化痰；黄柏以清热；巴豆以除癖。因黄柏色黄，故名小黄丸。

【方论精粹】

张山雷《小儿药证直诀笺正》："三方皆攻痰实之法，而两用巴豆霜，俱是峻剂，但丸子极小，所服又少，所以可用。"

铁粉丸

【方源】　《小儿药证直诀》："治涎盛，潮搐，吐逆。"

【组成】　水银砂子（本品有毒，慎用）、轻粉各0.6克，朱砂、铁粉、天
南星（炮制去皮脐，取末）各0.3克。

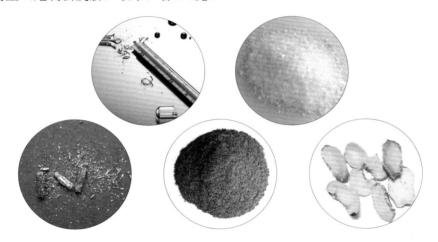

【用法】　上同研，水银星尽为度，姜汁面糊丸，粟米大，煎生姜汤送
下，10～15丸、20～30丸。

【功用】　清热息风，涤痰消积。

【主治】　涎盛，潮搐，吐逆。

【方义方解】　此方水银砂子、铁粉止惊悸虚痫；朱砂、轻粉镇逆而息
风；天南星化痰而止吐；姜面健胃而和中。故涎盛、潮搐、吐逆等症可
愈。

【方论精粹】

张山雷《小儿药证直诀笺正》："此与前之银砂圆，大同小异，故方下主治亦同。"

101

银液丸

【方源】 《小儿药证直诀》："治惊热，膈实呕吐，上盛涎热。"

【组成】 水银（本品有毒，慎用）15克，天南星（炮）6克，白附子（炮）3克。

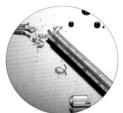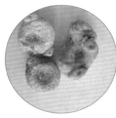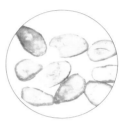

【用法】 上为末，用石脑油为膏。每服一皂子大，薄荷汤送下。学海案：《聚珍本》有龙脑1.5克，轻粉3克，蝎尾甘一枚炙去毒，上同研匀，石脑油丸如绿豆大。每服2～3丸，乳香汤下，大者稍加，不计时候。

【功用】 清热涤痰。

【主治】 惊热，膈实呕吐，上盛涎热。

【方义方解】 《本草纲目》："石油气味与雄硫同，故杀虫治疮，其性走窜，诸器皆渗。惟瓷器、玻璃不漏。故钱乙治小儿惊热膈实，呕吐痰涎，银液丸中用，和水银、轻粉、龙脑、蝎尾、白附子诸药为丸。不但取其化痰，亦取其能透经络，走关窍也。"

【方论精粹】

　　张山雷《小儿药证直诀笺正》："此方水银生用，尤其可怪，石脑油更奇，考濒湖《纲目》所引诸说，即是今之煤油，故《嘉祐本草》亦言有毒，虽曰坠痰通络，实属好奇太过，断不可行。"

镇心丸

【方源】　《小儿药证直诀》："治小儿惊痫，心热。"

【组成】　朱砂、龙齿、牛黄各3克，铁粉、琥珀、人参、茯苓、防风各6克，全蝎（焙）7个。

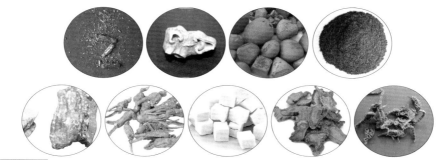

【用法】　上末炼蜜丸如桐子大，每服一丸，薄荷汤送下。

【功用】　重坠清热，镇摄气血。

【主治】　小儿惊痫，心热。

【方义方解】　方中朱砂、龙齿、铁粉、琥珀镇惊安神；人参、茯苓扶正益心；牛黄清热；防风、全蝎息风搜邪。散外安内，以治小儿惊痫。

【方论精粹】

　　张山雷《小儿药证直诀笺正》："此亦重坠清热、镇摄气血之剂，能使气火不升，则脑不受激，惊搐自已，止方之意甚佳，而不用巴霜、牵牛之峻，且无水银、轻粉、巴霜之毒，尤其纯粹无疵，但尚是实热实痰，人参殊可不必，全蝎亦是毒虫，古用蝎尾，取其下行达痰，故曰定风，此用其全，不如蝎尾之妥。惟惊痫之风，皆自内生，必非外感风邪，断不可混同施治。方中又有防风，温散外风，正与热盛风生，病情相反，非徒无益，而又害之，此古人之大误。"

金箔丸

【方源】 《小儿药证直诀》："治急惊涎盛。"

【组成】 金箔20片，天南星（锉炒）、白附子（炮）、防风（去芦须焙）、半夏（汤浸七次，切焙干秤）各15克，雄黄、朱砂各0.3克，犀牛角（水牛角代）、牛黄、龙脑、麝香各0.15克。

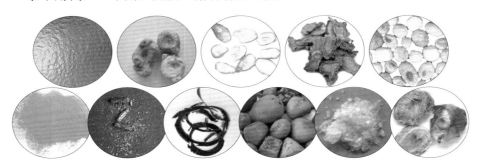

【用法】 上为细末，姜汁面糊丸，麻子大，每服3～5丸至10～20丸，人参汤送下。如治慢惊，去龙脑，服不计时候。学海案：《聚珍本》作牛黄、龙脑、麝香各半钱，雄黄、辰砂（各二分）。余同。

【功用】 清热涤痰，醒神开闭。

【主治】 急惊涎盛。

【方义方解】 方中天南星、半夏、白附子皆化痰之品；龙脑、麝香醒神开闭；金箔、朱砂镇惊；雄黄解毒；牛黄、水牛角末清热，用人参汤下，以补其虚。

【方论精粹】

　　张山雷《小儿药证直诀笺正》："此亦清热开痰之法。星夏白附，皆为痰壅而设，但脑麝大香，反以激动气血，必不可用；防风亦大误。方后谓治慢惊则去龙脑，盖以冰片大寒，非虚寒所宜，然方中生犀，独非凉药耶。"

辰砂丸

【方源】 《小儿药证直诀》："治惊风涎盛潮作，及胃热吐逆不止。"

【组成】 朱砂（别研）、水银砂子（本品有毒，慎用）、犀牛角（水牛角代）、僵蚕（酒炒）、蝉蜕（去足）、全蝎（去毒炒）、麻黄（去节）、天南星（汤浸七次，焙切，干秤）各0.3克，天麻、牛黄、龙脑、麝香（别研）各1.5克。

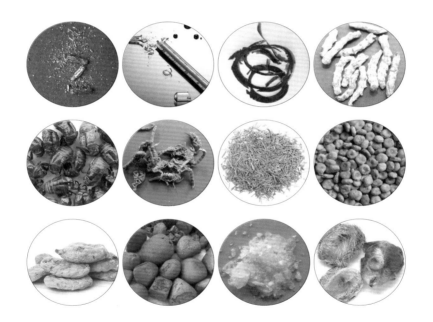

【用法】 上同为末，再研匀，熟蜜丸如绿豆大，朱砂为衣，每服1～2丸或5～7丸，食后服之，薄荷汤送下。学海案：《聚珍本》天麻一分，龙脑、麝香、牛黄各五钱。余同。

【功用】 清热涤痰，息风镇惊。

【主治】 惊风涎盛潮作，及胃热吐逆不止。

【方义方解】 方中犀黄、脑麝清热；白僵蚕、蝉壳、干蝎、麻黄、天麻息风；辰砂、水银、天南星镇惊痰而除胃逆。全方合用，治热极生风之症。

【 方论精粹 】

张山雷《小儿药证直诀笺正》："方与上方大同小异，天麻厚重，可息内风，治眩晕肝阳极效，非泄散外风，此症颇合。僵蚕亦能定风，惟麻黄不可用，亦续命汤之贻误也。方中各药皆是一分，而牛黄脑麝独各五分，牛黄清热化痰，重任犹有可说。脑麝大香大开，无论何方，断无五倍于他药之理。《聚珍本》作他药一分，而龙脑麝香牛黄各五钱，则所谓一分者，当即古人之六铢，为四分两之一，然脑麝尚倍于他药，亦无此法，如谓一分是宋时之一分，则脑麝将五十倍于他药，更为可怪，读者须当观其大旨，不可呆死于字句之间。"

天南星

药 材 档 案

别名：虎掌、南星、野芋头、独角莲、虎掌南星。

药材特征：本品呈扁球形，高 1～2 厘米，直径 1.5～6.5 厘米。表面类白色或淡棕色，较光滑，顶端有凹陷的茎痕，周围有麻点状根痕，有的块茎周边有小扁球状侧芽。质坚硬，不易破碎，断面不平坦。白色，粉性。气微辛，味麻辣。

性味归经：苦、辛，温。有毒。归肺、肝、脾经。

功能主治：散结消肿。外用治痈肿，蛇虫咬伤。

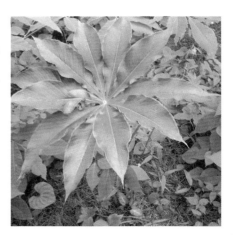

剪刀股丸

【方源】 《小儿药证直诀》："治一切惊风，久经宣利，虚而生惊者。"

【组成】 朱砂（另研）、天竺黄（另研）、僵蚕（去头足炒）、全蝎（去毒炒）、蟾蜍（去四足并肠，洗炙焦）、蝉蜕（去剑）、五灵脂（去黄者为末）各0.3克，牛黄、龙脑（并研）各1克，麝香（研）1.5克，蛇黄（烧赤，醋淬三五次，放水研飞）15克。

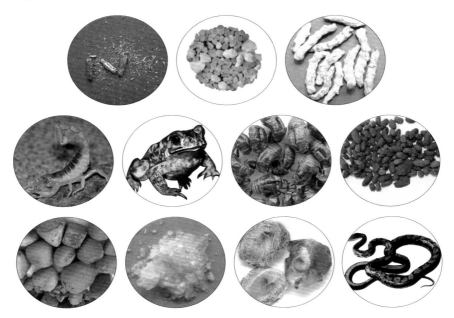

【用法】 上药末，东流水煮，白面糊丸，桐子大。每服1丸，剪刀环头研，食后薄荷汤化下。如治慢惊，即去龙脑。

【功用】 清热化痰息风。

【主治】 一切惊风，久经宣利，虚而生惊者。

【方义方解】 方中五灵脂入肝最速，合蟾蜍、僵蚕、蝉蜕诸风药以息风；朱砂、蛇黄镇肝定惊；龙脑、麝香、牛黄、天竺黄开泄通窍，一治小儿惊风。

【方论精粹】

张山雷《小儿药证直诀笺正》："此亦清热化痰息风之意。方后谓治慢惊，即去龙脑，亦如上金箔圆之例，但牛黄、竺黄，岂非凉药，亦与上方同弊。剪刀股即蝎之别名，以蝎尾勾曲，有似于剪刀之股，此丸所以有此名者，其旨可见，乃方后则谓剪刀环头研药，此浅者不知剪刀股之取义，而妄为是说以附会之，古尝有刀圭量药，未闻有刀环研药者，而剪刀又不得称环，是一句之间，错之又错，此必非制方者之原文，尤其确然可知；又方后云，右药末共二两四钱，按方中诸药，前七味云各一分，牛黄、龙脑则云各一字，而麝香则云五分，蛇黄则曰五钱，计其称为分者凡十二，又五钱及二字，初不知其何以能合为二两四钱，如以宋人十分为一钱之分计之，则十二分只有一钱二分，若以唐前一两为四分计之，则十二分已有三两，相去皆远，必不能合，且前七味各一分，而麝香则五倍之，又必无此配药之法；寿颐以意逆之，则前七味之一分，是用唐以前古法，计七分，为一两七钱半，而麝香之五分，则是宋时之所谓半钱耳，再合以蛇黄五钱，牛黄、龙脑各一字，乃与二两四钱之数，约略相近，然同此分字，而忽用古法，忽从时俗，一方之中，如是错杂，岂不可怪。既知此方中分字有两样用法，则此上辰砂圆方诸药一分，明是古秤四分为两之分，而牛黄、脑麝之五分，又是宋时十分为钱之分，盖脑麝二物，合之仅得半钱，分之则各得四分钱之一，是即所谓一字，分量配合，颇觉相宜，《聚珍本》改之为五钱者，正苦不知本书中有此奇怪方法耳。然平心论之，如此量药，总属可笑，医书难读，初不料一至于此，卷中诸方分量，极多不相称者，如欲仿制，皆当以意参酌之。"

麝蟾丸

【方源】　《小儿药证直诀》："治惊涎潮搐。"

【组成】　蟾蜍（烧另研）6克，铁粉9克，朱砂、青礞石（末）、雄黄（末）、蛇黄（烧取末）各4克，龙脑1克，麝香2克。

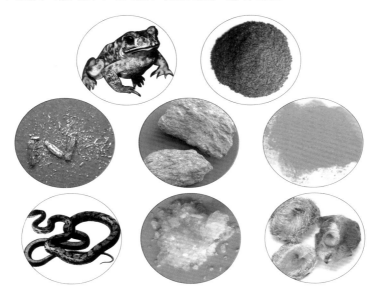

【用法】　上为末，水浸，蒸饼为丸，如桐子大，朱砂为衣。每服半丸至1丸，薄荷水送下，不拘时候。学海案：《聚珍本》铁粉作轻粉。

【功用】　化痰定惊止搐。

【主治】　惊涎潮搐。

【方义方解】　方中金石之品化痰定惊，灵异品退潮止搐，乃儿科圣药。

【方论精粹】

张骥《小儿药证直诀注》："此方与诸方，大同小异，重叠复累，大是可厌。"

软金丹

【方源】 《小儿药证直诀》："治惊热痰盛，壅嗽膈实。"

【组成】 天竺黄、轻粉各60克，青黛3克，牵牛子（取头末）、半夏（用生姜9克同捣成曲，焙干，再为细末）各0.9克。

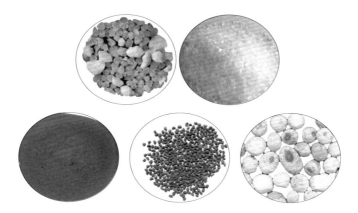

【用法】 上同研匀，熟蜜剂为膏。薄荷水化下，半皂子大至一皂子大，量儿度多少用之。食后。学海案：《聚珍本》竺黄、轻粉各半两，一作二两，青黛作一分。余同。

【功用】 清热镇惊，化痰攻积。

【主治】 惊热痰盛，壅嗽膈实。

【方义方解】 方中轻粉重可镇惊；青黛入肝清热；半夏、天竺黄燥湿化痰；牵牛子攻破壅实。诸药合用，以治惊热嗽痰之实证。

【方论精粹】

张山雷《小儿药证直诀笺正》："此二方与诸方，大同小异，重叠复累，大是可厌。"

桃枝丸

【方源】　《小儿药证直诀》："疏取积热及结胸，又名桃符。"

【组成】　巴豆霜、大黄、黄柏（末）各4克，轻粉、硇砂各1.5克。

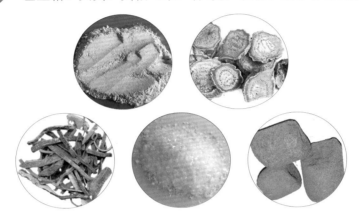

【用法】　上为细末，面糊为丸，如粟米大。未岁儿2～3丸，1岁儿5～7丸，5～7岁20～30丸，临卧煎桃核汤送下。

【功用】　清热攻下，泻下痰实。

【主治】　结胸。

【方义方解】　此方硇砂苦辛温有毒，主积聚，破结血；合巴豆、大黄、轻粉以攻下，黄柏以清热。故能治积热在里，结胸痰实之证。

【方论精粹】

　　张山雷《小儿药证直诀笺正》："巴霜、轻粉，已嫌太峻，更有硇砂尤为猛烈。然今市肆中久无真硇，此方亦不必言矣。"

蝉花散

【方源】 《小儿药证直诀》："治惊风，夜啼，切牙，咳嗽，及疗咽喉壅痛。"

【组成】 蝉蜕、僵蚕（直者，酒炒熟）、甘草（炙）各7.5克、延胡索5.4克。

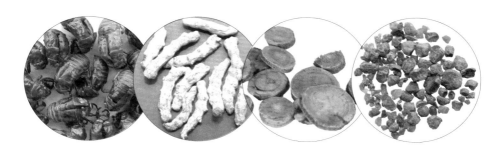

【用法】 上为细末。一岁小儿每服0.25克；四至五岁，每服1.5克。食后蝉蜕汤送下。

【功用】 清热，息风，镇惊。

【主治】 惊风，夜啼，咬牙，咳嗽，咽喉肿痛。

【方义方解】 方中蝉蜕、僵蚕祛风定惊，延胡索、甘草止咳消壅，故能治小儿因痰热而引起之惊风夜啼、咬牙咳嗽及咽喉壅痛之证。

【方论精粹】

张山雷《小儿药证直诀笺正》："此清热以定内风之轻剂。清而能降，选药灵动，蜩蝉临风振翼，得清肃之气，而其蜕又乍出土时即已蜕去，得土气寒凉已久，所以能治小儿内热。"

钩藤饮子

【方源】　　《小儿药证直诀》："治吐利，脾胃虚风，慢惊。"

【组成】　　钩藤0.9克，蝉蜕、防风（去芦头切）、人参（去芦头切）、麻黄（去节秤）、僵蚕（炒黄）、天麻、蝎尾（去毒炒）各15克，甘草（炙）、川芎、麝香（别研入）各0.3克。

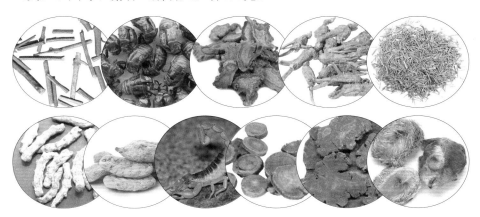

【用法】　　上同为细末，每服6克，水200毫升，煎至120毫升，温服，量多少与之。寒多加附子末半钱。学海案：《聚珍本》麝香作一钱，按上称三分、一分，"分"字皆读去声，今宜改作钱字。麝香一分，"分"字如字读乃合。方后加附子末半钱，加于二钱剂中也。

【功用】　　息风止惊，补脾益气。

【主治】　　小儿吐利，脾胃虚风，慢惊。

【方义方解】　　此方用人参、甘草扶正；僵蚕、蝉壳、蝎尾、钩藤、天麻大队风药以息肝风；麻黄、防风、川芎以散外风；麝香通络开窍。诸药合用，风散而正复，吐利虚风之慢惊可愈。

【方论精粹】

张山雷《小儿药证直诀笺正》："吐利虚风而为慢惊，故用人参，然此虚风，岂外来之寒风耶？而乃有防风、麻黄，最不可解，即川芎、麝香，皆不可用。此方中分字，又当作两样看，是为本书中之创例，然不古不今，亦古亦今，混作一气，究竟非着作家体制。古医书之分字，作去声读，近人多有言之者，然未见所本。"

防风

药材档案

别名：回云、铜芸、屏风、风肉、白毛草、山芹菜。

药材特征：本品呈长圆锥形或长圆柱形，下部渐细，有的略弯曲，长15～30厘米，直径0.5～2厘米。表面灰棕色，粗糙，有纵皱纹、多数横长皮孔样突起及点状的细根痕。根头部有明显密集的环纹，有的环纹上残存棕褐色毛状叶基。体轻，质松，易折断，断面不平坦，皮部浅棕色，有裂隙，木部浅黄色。气特异，味微甘。

性味归经：辛、甘，微温。归膀胱、肝、脾经。

功效主治：祛风解表，胜湿止痛，止痉。用于感冒头痛，风湿痹痛，风疹瘙痒，破伤风。

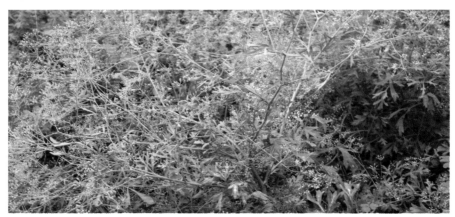

抱龙丸

【方歌】 抱龙天竺与雄黄，胆星朱砂与麝香，
清化热痰开心窍，小儿急惊效力彰。

【方源】 《小儿药证直诀》："治伤风、瘟疫，身热昏睡，气粗，风热
痰寒壅嗽，惊风潮搐，及蛊毒、中暑。沐浴后并可服，壮实小儿，宜时与
服之。"

【组成】 天竺黄30克，雄黄（水飞）3克，朱砂、麝香（各别研）各
15克，胆南星120克。

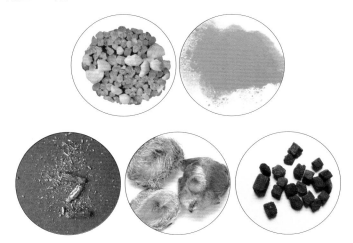

【用法】 上为细末，煮甘草水和丸，如皂子大，温水化下服之。百日小
儿，每丸分作三四服，五岁1～2丸，大人3～5丸。亦治室女白带。伏暑用
盐少许，嚼1～2丸，新水送下。腊月中，雪水煮甘草和药尤佳。一法用浆
水或新水浸天南星3日，候透软，煮3～5沸，取出，乘软切去皮，只取白软
者，薄切，焙干，炒黄色，取末八两。以甘草二两半，拍破，用水两碗，

浸一宿，慢火煮至半碗，去滓，旋旋洒入胆南星末，慢研之，令甘草水尽，入余药。现代用法：为丸剂。

【功用】 清热化痰，息风定惊。

【主治】 小儿急惊之痰热证。身热昏睡，痰盛气粗，惊厥抽搐。

【方义方解】 本方为痰热闭窍之小儿急惊风而设。根据《素问·至真要大论》"热者寒之"与"开之发之"的原则，治宜清热化痰，开窍安神。方中胆南星性味苦凉，长于清热化痰，息风定惊，故用量独重；麝香芳香开窍，除小儿惊痫；二药配伍，既能清热化痰，又能芳香开窍，治痰热闭窍，甚为合拍，共为君药。天竺黄清热豁痰，凉心定惊；雄黄祛痰解毒；二药助君药清热化痰，共为臣药。朱砂性寒重镇，安神定惊，为佐药。甘草调和诸药，为使药。诸药配伍，共奏清热化痰、开窍安神之功。

君	胆南星	清热化痰，息风定惊	二药配伍，既能清热化痰，又能芳香开窍，治痰热闭窍
	麝香	芳香开窍	
臣	天竺黄	清热豁痰，凉心定惊	二药助君药清热化痰
	雄黄	祛痰解毒	
佐	朱砂	安神定惊	
使	甘草	调和诸药	

【运用】

1. **辨证要点** 本方为治小儿急惊风之痰热内盛的常用方。以身热昏睡、痰盛气粗、惊厥抽搐为辨证要点。

2. **加减变化** 临床使用时可酌加钩藤、僵蚕等煎汤调服，以加强息风止惊的功效。

3. 现代运用　本方常用于流行性脑脊髓膜炎、急性肺炎、流行性乙型脑炎等，证属痰热抽搐者。

4. 注意事项　本品为急救之方，中病即止，不适合久用。

【方论精粹】

1. 张山雷《小儿药证直诀笺正》："是方胆星、竺黄不过为痰热而设，然方下主治不少，皆为实热痰壅言之。以小儿伤寒温热，每多痰热窒塞，故可通治。方下瘟疫，即今之所谓温病，然麝香开泄太重，此方太多，宜大减之。又谓壮实小儿可以时服，则言之太过。方后谓亦治室女白带，则带下每多湿热凝滞，停积胞中所致，此能涤湿清热，所以可治。腊雪合药，清温甚佳。"

2. 陈潮祖《中医治法与方剂》："痰热引起惊风，首当清其气郁所化之热，祛其津液凝结之痰，使神明不为痰热壅蔽，筋脉不为痰热所滞，神昏抽搐才可消失。此方用胆星、竺黄清热化痰，息风解痉，用量最重，当是针对基本病理及其主证抽搐而设。痰热之成，实由外感温邪所致，若不消除致病原因，实难期其必效。雄黄、朱砂有毒而擅长解毒，可以消除病因；雄黄又可劫痰，朱砂又可定惊，配入方中，实属一举两得。复用麝香开窍醒神，合而成方，能呈清热化痰、开窍安神功效。"

3. 冉雪峰《历代名医良方注释》："小儿痰热内壅，易发急惊，常见高热昏睡，呼吸气粗，四肢抽搐，惊厥等证，治宜清热化痰、开窍安神，本方即为此而设。方中天竺黄、陈胆星清热化痰，雄黄解毒辟秽，辰砂重镇安神，麝香芳香开窍，合奏清热化痰、开窍安神之效。《明医杂著》于本方加牛黄，名曰：'牛黄抱龙丸'，治小儿急惊，痰迷心窍，手足抽搐，谵语狂乱等证。"

豆卷散

【方源】　《小儿药证直诀》："治小儿慢惊。多用性太温及热药治之，有惊未退而别生热症者；有病愈而致热症者；有急惊者甚多。当问病者几日？因何得之？曾以何药疗之？可用解毒之药，无不效，宜此方。"

【组成】　大豆黄卷（水浸黑豆生芽，晒干）、板蓝根、绵马贯众、甘草（炙）各30克。

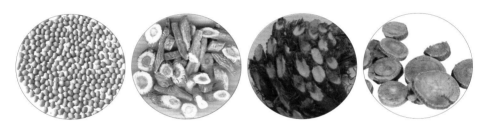

【用法】　上为细末。每服1.5～3克，水煎去滓服；甚者9克，浆水内入油数点煎服，不拘时候。

【功用】　清热解毒，除烦。

【主治】　小儿慢惊，用性太温及热药治之，惊未退而别生热症者；或病愈而致热症者；或反为急惊者；又治吐虫。

【方义方解】　方中大豆黄卷，又名清水豆卷，采用黑大豆漫水湿润发芽，晒干而成，性味甘、平，归胃经，有清热利湿的功效，多用于湿热内蕴所致诸症。板蓝根，性味苦寒，归心、胃经，有清热解毒、凉血利咽的功效，主要用于温热病，症见发热、头痛等多种热毒炽盛之证。绵马贯众亦有清热解毒之功效。钱氏所设本方专为在治疗小儿慢惊风过程中使用大辛大热药，而使惊未平而又生热症者，甚至又生急惊风者。

【方论精粹】

1. 危亦林《世医得效方》："豆卷散治慢惊后多服热药，以致别生热证，唇裂口疮，咽干烦躁，以此解之。兼治吐虫。大豆黄卷（水浸黑豆生芽，取之日干）、贯众、板蓝根、甘草各一两。上锉散。每服一钱，水一盏煎。甚者三钱，浆水一盏，清油数点煎，不拘时服。"

2. 张山雷《小儿药证直诀笺正》："此为慢惊过服温药而设，故以蓝根、贯众解毒为主，方下言之甚详，非治慢惊。"

板蓝根

药材档案

别名：靛青根、蓝靛根、菘蓝根、大蓝根、北板蓝根。

药材特征：本品呈圆柱形，稍扭曲，长10～20厘米，直径0.5～1厘米。表面淡灰黄色或淡棕黄色，有纵皱纹、横长皮孔样突起及支根痕。根头略膨大，可见暗绿色或暗棕色轮状排列的叶柄残基和密集的疣状突起。体实，质略软，断面皮部黄白色，木部黄色。气微，味微甜后苦涩。

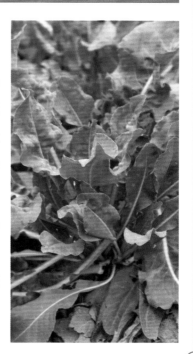

性味归经：苦、寒。归心、胃经。

功效主治：清热解毒，凉血利咽。用于温疫时毒，发热咽痛，温毒发斑，痄腮，烂喉丹痧，大头瘟疫，丹毒，痈肿。

龙脑散

【方源】 《小儿药证直诀》："治急慢惊风。"

【组成】 大黄（蒸）、甘草、半夏（汤洗，薄切，用姜汁浸1宿，焙干，炒）、金星石、禹余粮、不灰木、青蛤粉、银星石、寒水石各等份。

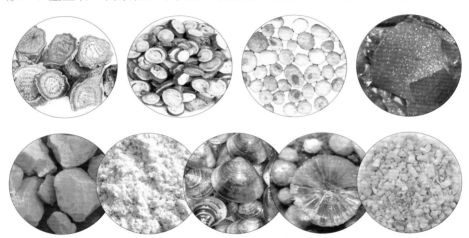

【用法】 上为细末，研入龙脑0.25克，再研匀。每服0.25~1.5克，新水调下。治药毒吐血，加甘松枝90克，藿香叶末3克，金芽石0.3克，减大黄0.45克。

【功用】 通解诸毒。

【主治】 小儿急慢惊风。

【方义方解】 本方为服热药太过，以致药毒吐血而设，非治慢惊之方。方中五石镇惊除热，龙脑醒神，半夏豁痰，青蛤粉镇阴，大黄泻下，甘草固正，故仍是治急惊之方，救药毒之剂。

【方论精粹】

张山雷《小儿药证直诀笺正》："重用石药，惟急惊实症可用。方下乃有一慢字，岂不大误，方后并谓治药毒吐血，则热药太过之症，立方之旨，更为明了，此方下慢字，明是浅入妄加者。方后云，一字至五分，可知五分即半钱，而一字即半钱中之又一半矣。"

半 夏

药材档案

别名：示姑、地茨菇、老鸹头、地珠半夏、羊眼半夏。

药材特征：本品呈类球形，有的稍偏斜，直径 1～1.5 厘米。表面白色或浅黄色，顶端有凹陷的茎痕，周围密布麻点状根痕；下面钝圆，较光滑。质坚实，断面洁白，富粉性。气微，味辛辣、麻舌而刺喉。

性味归经：辛，温。有毒。归脾、胃、肺经。

功效主治：燥湿化痰，降逆止呕，消痞散结。用于湿痰寒痰，咳喘痰多，痰饮眩悸，风痰眩晕，痰厥头痛，呕吐反胃，胸脘痞闷，梅核气。生用外治痈肿痰核。姜半夏多用于降逆止呕。

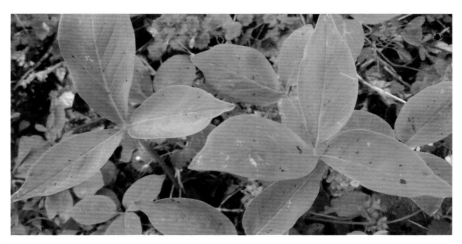

虚风方（回生散）

【方源】　《小儿药证直诀》："治小儿吐泻或误服冷药，脾虚生风，因成慢惊。"

【组成】　天南星（一个，重24～27克以上者良）。

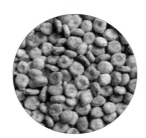

【用法】　上用地坑子一个，深三寸许，用炭火五斤，烧通赤，入好酒半盏在内，然后入天南星，却用炭火三、二条，盖却坑子，候南星微裂，取出刺碎，再炒匀熟，不可稍生，候冷为细末，每服五分或一字，根据儿童年龄大小，浓煎生姜、防风汤，食前调下，不计时候。

【功用】　祛风化痰。

【主治】　小儿慢脾。

【方义方解】　此方独用天南星祛风化痰，本是救误之剂，若误服冷药而致风寒内盛者宜之。

【方论精粹】

张山雷《小儿药证直诀笺正》："南星止能消导热痰，必非补虚之物，方名既曰虚风，又谓脾虚生风而成慢惊，岂有一味南星可治之理，再以生姜防风汤调药，又是泄散外风之法，牛头不对马嘴，岂果仲阳为之耶？"

虚风又方（梓朴散）

【方源】　《小儿药证直诀》："治小儿吐泻或误服冷药，脾虚生风，因成慢惊。"

【组成】　半夏（汤洗7次，姜汁浸半日，晒干）3克，厚朴（细锉）30克。

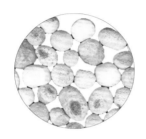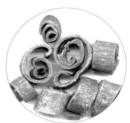

【用法】　上用米泔3升，同浸100刻，水尽为度，如100刻水未尽，加火熬干，去厚朴，只将半夏研为细末。每服0.25～0.5克，薄荷汤调下，不拘时候。

【功用】　去涎去风，化痰通气。

【主治】　小儿吐泻或误服冷药，脾虚生风，因成慢惊。

【方义方解】　此方与前方天南星法同，但天南星以降风寒之痰，半夏以治湿痰，厚朴以行滞气，微有不同。

【方论精粹】

张山雷《小儿药证直诀笺正》："方名又是虚风，药则半夏、厚朴，又是薄荷汤下，笼统浮泛已极，恐未必果是仲阳手定。"

褊银丸

【方源】　《小儿药证直诀》："治风涎，膈实，上热及乳食不消，腹胀喘粗。"

【组成】　巴豆（去皮、油、心膜，研细）、水银（本品有毒，慎用）各15克，黑铅（水银结砂子）7.5克，麝香（另研）1.5克，墨（研）24克。

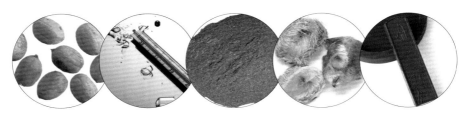

【用法】　将巴豆末并墨再研匀，和入砂子、麝香，陈米粥为丸，如绿豆大，捏褊。每服1岁1丸，2～3岁2～3丸，5岁以上5～6丸，食后煎薄荷汤放冷送下。不得化破，更量虚实增减。

【功用】　重坠痰涎，开关通导。

【主治】　风涎膈实上热，及乳食不消，腹胀喘粗。

【方义方解】　方中用银、铅之重坠导气下行，麝香、墨之芳香开关而利窍；巴豆温下，荡涤痰涎；陈米粥以调胃气。因方中有水银，做成绿豆大丸后又捏褊，故名褊银丸。服时不得化破，以防水银沉淀。但此方药性猛烈，治标之剂，多服久服易中毒，故非喘满闭塞欲绝之实证，不可轻易取用，中病即止。

【方论精粹】

　　张山雷《小儿药证直诀笺正》："重坠痰涎，而引之下泄，好在所服不多，又是浑仑吞下，果是实痰，尚为可用。今京师有万应锭者，为幼科实热实痰普通之药，颇有捷验，方中重用佳墨，即本之仲阳是方。"

牛黄膏

【方源】 《小儿药证直诀》："治热及伤风痰热。"

【组成】 雄黄(研)、甘草末、玄明粉各3克，绿豆粉15克，龙脑3克，寒水石(研细)15克。

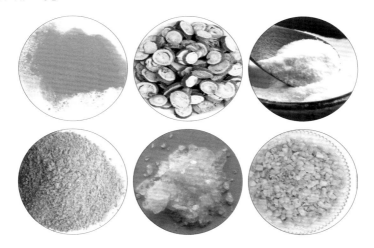

【用法】 药同研匀，炼蜜和成膏。每次半皂子大，食后用薄荷汤温化下。

【功用】 清热解毒，开泄痰闭。

【主治】 热及伤风痰热。

【方义方解】 此方与前牛黄膏大体相同，亦清热解毒，开泄痰闭之法，可以互参。

【方论精粹】

张山雷《小儿药证直诀笺正》："此重坠清热，开泄痰闭之法，已陈陈相因，数见不鲜矣。"

五福化毒丹

【方源】　《小儿药证直诀》："治疮疹余毒上攻口齿，躁烦，亦咽干，口舌生疮，及治蕴热积，毒热，惊惕，狂躁。"

【组成】　生、熟地黄（焙秤）各150克，玄参、天冬（去心）、麦冬（去心焙秤）各90克，甘草（炙）、玄明粉各60克，青黛45克。

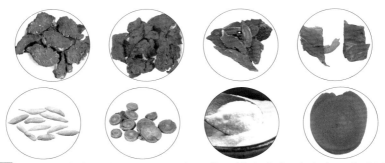

【用法】　上八味为细末，后研入硝、黛，炼蜜丸如鸡头大。每服半丸或一丸，食后，水化下。

【功用】　滋阴生津，清热解毒。

【主治】　治疮疹余毒上攻及治蕴热积，毒热，惊惕，狂躁。

【方义方解】　此方治疮疹后阴虚津伤，毒火上乘之证，故用二地、玄参、二冬滋阴清热，玄明粉、青黛以除未尽之实热，炙甘草调而和之。方下谓治蕴热积毒，但以热不盛而液耗者为宜，若毒焰尚炽，痰涎未化者，则不可轻投。

【方论精粹】

张山雷《小儿药证直诀笺正》："此痘后阴虚，毒火上乘，津液已耗者之治法，故用滋润养液为主。方下谓治蕴热积毒，必热盛液耗者为宜，若痰涎未化，不可妄投。"

羌活膏

【方源】　《小儿药证直诀》："治脾胃虚，肝气热盛生风，或取转过，或吐泻后为慢惊，亦治伤寒。"

【组成】　羌活（去芦头）、川芎、人参（去芦头）、赤茯苓（去皮）、白附子（炮）各15克，天麻30克，僵蚕（酒浸炒黄）、全蝎（去毒炒）、白花蛇（酒浸取肉焙干）各0.3克，川附子（炮去皮脐）、防风（去芦头切焙）、麻黄（去节）各9克，豆蔻肉、母丁香、藿香叶、木香各6克，轻粉、珍珠、麝香、牛黄各3克，龙脑0.125克，雄黄、朱砂各0.3克（以上七味各别研入）。

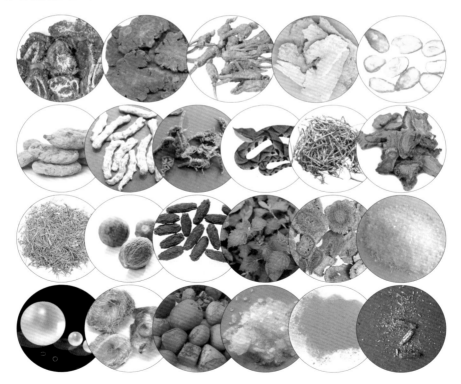

【用法】　上同为细末，熟蜜和剂旋丸，大豆大。每服1～2丸，食前薄荷

汤或麦冬汤温化下，不拘时候。实热、惊急勿服，性温故也。服不计时候。

学海案："《聚珍本》白花蛇下云各一两；木香上有沉香一味。后附辨鸡舌香文云：'古今舌香同异纷纷，或以为番枣核，或以为母丁香，互相排抵，竟无定说。'季忠以为最为易辨。所以久无定说者，惑于其名耳！古人名药，多以其形似者名之，如乌头、狗脊、鹤虱之类是。番枣核、母丁香本是二物，皆以形似鸡舌，故名适同。凡药同名异实，如金樱、地锦之类，不足怪也。如鸡舌二类，各有主疗。番枣核者，得于乳香中，今治伤折药多用之。母丁香即丁香之老者，极芳烈，古人含鸡舌香，乃此类也。今治气温中药多用之。所谓最易辨者如此。"

【功用】　寒温并用，扶正祛邪。

【主治】　小儿脾胃虚，肝气热盛生风，或取转过，或吐泻后为慢惊，亦治伤寒。

【方义方解】　此方用药庞杂，有人参之补益；复有羌活、防风、麻黄之疏散；有天麻、僵蚕、全蝎、白花蛇的通络息风；又有白附子、川附子等温化寒痰；且有丁香、木香、藿香之行气温脾；更有轻粉、珍珠、麝香、牛黄、龙脑等清凉化痰、芳香开窍解毒之品。诸药合用，共奏其功，临床当灵活对待之。

【方论精粹】

张山雷《小儿药证直诀笺正》："是方庞杂太甚，方下主治，又复自矛自盾，怪不可言。既曰脾胃虚，则人参补益脾胃是也，而又曰肝气热盛生风，则附子、丁香，又将何为？若曰治吐泻后之慢惊，则方中藿香、木香、丁香、参、附，固为对证，然慢脾之风，岂是外感风寒，可以表散？方中麻防芎活，宁非虚寒慢惊之鸩毒，而脑麝、牛黄，辛凉开窍，直以速其危耳。观方后实热弗服一层，知方下热盛生风一句，盖言本是热盛，而已用寒凉太过之变症，故主温补，然珠、黄、轻粉又非虚症所宜，不可囫囵吞枣，此等方药，不足存也。"

郁李仁丸

【方源】 《小儿药证直诀》："治襁褓小儿，大小便不通，惊热痰实，欲得溏动者。"

【组成】 郁李仁（去皮）、大黄（去粗皮取实者锉，酒浸半日，控干，炒为末）各30克，滑石（研细）15克。

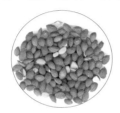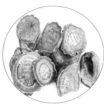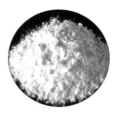

【用法】 先将郁李仁研成膏，和大黄、滑石，丸如黍米大。根据儿童年龄大小与之，以乳汁或薄荷汤下。

【功用】 通腑开闭，通利二便。

【主治】 襁褓小儿，大小便不通，惊热痰实，欲得溏动者。

【方义方解】 方中郁李仁辛、苦，归大肠、小肠经，有润肠通便、利水消肿之功，可用于肠燥便秘。大黄寒、苦，归脾、胃、大肠、肝、心经，有泻下攻积、清热泻火、凉血解毒、活血祛瘀等功效，对肠道积滞，大便秘结诸症，有较好的泻下攻积作用。滑石甘淡寒，归胃、膀胱经，有利水通淋、清解暑热作用，其性寒而滑，寒能清热，滑能利窍，能清膀胱热结，通利水道。综观此方，通腑开闭，使邪热从二便而解，而奏其功。

【方论精粹】

张山雷《小儿药证直诀笺正》："此方专为实热闭塞者，通府之用，若曰治痰，尚难有效。"

犀角丸

【方源】 《小儿药证直诀》："治风热痰实面赤，大小便秘涩，三焦邪热，腑脏蕴毒，疏导极稳方。"

【组成】 犀牛角（水牛角代）0.3克，人参（去芦头切）、枳实（去瓤炙）、槟榔各15克，黄连30克，大黄60克。

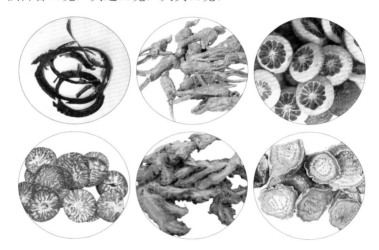

【用法】 酒浸切片，以巴豆去皮一百个，贴在大黄上，纸裹饭上蒸三次，切炒令黄焦，去巴豆不用。上为细末，炼蜜和丸，如麻子大。每服一二十丸，临卧熟水下，未动，加丸。亦治大人，孕妇不损。

【功用】 清热泻火，攻下解毒。

【主治】 风热痰实面赤，大小便秘涩，三焦邪热，腑脏蕴毒。

【方义方解】 此方用水牛角、黄连凉血清热；大黄、枳实、槟榔攻下热结以开痰秘；巴豆但取其气，不用其质；又得人参扶正，故既能清热疏导又不伤正气，方极稳妥。

【方论精粹】

张山雷《小儿药证直诀笺正》："此治实热实痰，双管齐下，其力甚峻，但丸子既小，巴豆又但取其气，不用其质，尤为峻剂中之轻剂，盖痰热实结，仅用军兵，必非少数可以有功，乃借巴豆极厉之气，作为向导，方能冲锋陷阵，直捣中坚，制方自有深意。惟方后竟谓孕妇不损，则虽有人参，亦未可深信。"

枳 实

药 材 档 案

别名：香橙、臭橙、枸头橙。

药材特征：本品呈半球形，少数为球形，直径0.5～2.5厘米。外果皮黑绿色或暗棕绿色，具颗粒状突起和皱纹，有明显的花柱残迹或果梗痕。切面中果皮略隆起，厚0.3～1.2厘米，黄白色或黄褐色，边缘有1～2列油室，瓢囊棕褐色。质坚硬。气清香，味苦、微酸。

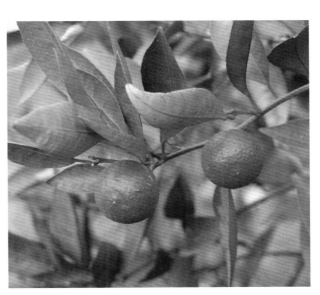

性味归经：苦、辛、酸，微寒。归脾、胃经。

功效主治：破气消积，化痰除痞。用于积滞内停，痞满胀痛，泻痢后重，大便不通，痰滞气阻，胸痹，结胸，脏器下垂。

藿香散

【方源】 《小儿药证直诀》："治脾胃虚有热，面赤，呕吐涎嗽，及转过度者。"

【组成】 麦冬（去心，焙）、半夏曲、甘草（炙）各15克，广藿香30克。

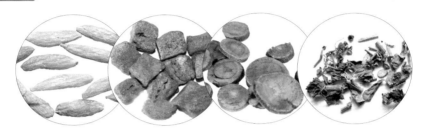

【用法】 上为末。每服1.5～3克，用水200毫升，煎至160毫升，空腹时温服。

【功用】 益胃生津，清热止呕。

【主治】 脾胃虚有热，面赤，呕吐涎嗽，及用攻下过度者。

【方义方解】 方中麦冬，甘、微苦，微寒，归肺、心、胃经，可润肺养阴，益胃生津，清心除烦，去心焙更取其清养肺胃阴分之功。半夏曲辛温，归脾、胃、肺经，有燥湿化痰、降逆止呕、小痞散结之功效，可用于胃气上逆，恶心呕吐，对于脾不化湿，痰涎壅滞亦有燥湿化痰之作用。炙甘草用调理脾胃，补脾益气。藿香味辛微温，归脾、胃、肺经，有化湿、解暑、止呕作用，可化湿浊，止呕吐。四药配合，共奏益胃生津、清热生津之功效。

【方论精粹】

张山雷《小儿药证直诀笺正》："此治胃虚有热之吐，故以甘麦养胃阴，较之七味白术散，治脾胃虚寒便泻者，正是两相对照。彼以泄利则气陷，故用干葛升清；此以呕吐则气逆，故用半夏曲泄降。而皆用藿香芬芳，藉以振动中州气滞，又是殊途同归，可谓五雀六燕，铢两悉称。仲阳选药，真无间然，然若痰上壅而为呕吐，则麦甘又在禁例，此则善学古人者，自当知所变通也。"

广藿香

药材档案

别名：海藿香、藿香。

药材特征：本品茎略呈方柱形，多分枝，枝条稍曲折，长 30 ～ 60 厘米，直径 0.2 ～ 0.7 厘米；表面被柔毛；质脆，易折断，断面中部有髓；老茎类圆柱形，直径 1 ～ 1.2 厘米，被灰褐色栓皮。叶对生，皱缩成团，展平后叶片呈卵形或椭圆形，长 4 ～ 9 厘米，宽 3 ～ 7 厘米；两面均被灰白色茸毛；先端短尖或钝圆，基部楔形或钝圆，边缘具大小不规则的钝齿；叶柄细，长 2 ～ 5 厘米，被柔毛。气香特异，味微苦。

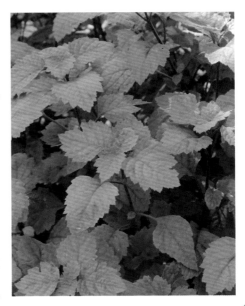

性味归经：辛，微温。归脾、胃、肺经。

功效主治：芳香化浊，和中止呕，发表解暑。用于湿浊中阻，脘痞呕吐，暑湿表证，湿温初起，发热倦怠，胸闷不舒，寒湿闭暑，腹痛吐泻，鼻渊头痛。

如圣丸

【方源】 《小儿药证直诀》："治冷热疳泻。"

【组成】 胡黄连、白芜荑（去扇，炒）、黄连各60克，使君子（去壳）30克，麝香（别研）1.5克，干蛤蟆（锉，酒熬膏）5枚。

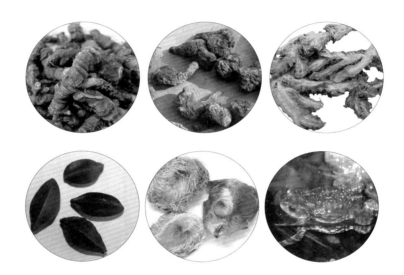

【用法】 上为末，用膏为丸，如麻子大。每服人参汤送下，2～3岁者5～7丸，以上者10～15丸，不拘时候。

【功用】 治疳杀虫。

【主治】 冷热疳泻。

【方义方解】 疳必有虫，故治疳必先杀虫。积久必热，故用二连清积热；合以使君子加强杀虫之力，芜荑燥湿杀虫，蛤蟆为疳积腹膨主药，又佐以芳香开窍之麝香，故疳泻可愈。

【方论精粹】

1. 张山雷《小儿药证直诀笺正》："方用二连，可治疳热，必不可治寒冷。干蟾为疳积腹膨主药，大有奇功。"

2. 俞景茂《小儿药证直诀类证释义》："此方为治疳杀虫之剂。积久必热，故用二连清积热，合使君子以加强杀虫之力，芜荑燥湿杀虫，蛤蟆为疳积腹膨主药，又佐以芳香开窍之麝香，故疳泻可愈。"

麝 香

药 材 档 案

别名：当门子、元寸香。

药材特征：毛壳麝香：为扁圆形或类椭圆形的囊状体，直径3～7厘米，厚2～4厘米。开口面的皮革质，棕褐色，略平，密生白色或灰棕色短毛，从两侧围绕中心排列，中间有1小囊孔。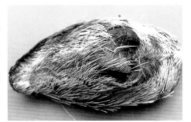另一面为棕褐色略带紫色的皮膜，微皱缩，偶显肌肉纤维，略有弹性，剖开后可见中层皮膜呈棕褐色或灰褐色，半透明，内层皮膜呈棕色，内含颗粒状、粉末状的麝香仁和少量细毛及脱落的内层皮膜（习称"银皮"）。

麝香仁：野生者质软，油润，疏松；其中不规则圆球形或颗粒状者习称"当门子"，表面多呈紫黑色，油润光亮，微有麻纹，断面深棕色或黄棕色；粉末状者多呈棕褐色或黄棕色，并有少量脱落的内层皮膜和细毛。饲养者呈颗粒状、短条形或不规则的团块；表面不平，紫黑色或深棕色，显油性，微有光泽，并有少量毛和脱落的内层皮膜。气香浓烈而特异，味微辣、微苦带咸。

性味归经：辛，温。归心、脾经。

功效主治：开窍醒神，活血通经，消肿止痛。用于热病神昏，中风痰厥，气郁暴厥，中恶昏迷，经闭，癥瘕，难产死胎，胸痹心痛，心腹暴痛，跌仆伤痛，痹痛麻木，痈肿瘰疬，咽喉肿痛。

白附子香连丸

【方源】 《小儿药证直诀》："治肠胃气虚，暴伤乳哺，冷热相杂，泻痢赤白，里急后重，腹痛扭撮，昼夜频并。"

【组成】 黄连、木香各0.3克，白附子（大者）两个。

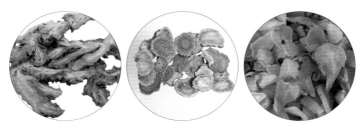

【用法】 上为末，粟米饭为丸，如绿豆大或黍米大、每服十丸至二三十丸，食前清米饮送下，日、夜各服四五次。

【功用】 寒热并用，行气消滞。

【主治】 肠胃气虚，暴伤乳哺，冷热相杂，泻痢赤白，里急后重，腹痛扭撮，昼夜频并，乳食减少。

【方义方解】 病因脾胃气虚，冷热相杂，泻痢赤白，故方亦寒热并用。黄连清热，白附子祛寒，木香理气，为寒热夹杂之痢之定法。

本方香连与白附子并用，善治痢疾之属于冷热相杂、气滞腹痛之证。古制香连丸（《兵部手集方》）以黄连苦降清热，木香芳烈以行滞，主治湿热痢疾，脓血相兼，腹痛，里急后重等症。钱氏十分注重方随证变的用方法度。如治小儿腹痛泄泻，以古制香连丸为基础方，加豆蔻温涩止泻，名豆蔻香连丸，寒热并投，通涩兼施，适宜于里热气滞并久利滑脱之证；加诃子苦温涩肠，名小香连丸，取诃子苦温燥烈，宜于寒湿泻下；加白附子祛寒，名白附子香连丸，治寒热夹杂之泻痢；加豆蔻、诃子、没石子，名没石子丸，其收涩之力更强，适用于滑脱久泻之证。各方均治小儿腹痛泻泄，但其寒热通涩之性有别，适应证也各有不同，把纯治热痢之方变成散中有收、攻补兼施、寒热并用之方，又可见其构思之巧妙，用药之灵活，调度之精细。

【方论精粹】

张山雷《小儿药证直诀笺正》："此治滞下之主药。证是冷热相杂，积滞不行，故药亦寒温并用，而以木香宣通气分，滞下之方药最多，然用意皆不过如此，今人每以炮姜、黄连同进，再加气分之药，治腹痛积滞者极效，亦此旨也。"

青木香

药材档案

别名：青藤香、土木香、云南根、独行根、土青木香、独行木香。

药材特征：本品呈圆柱形或扁圆柱形，略弯曲，长 3 ~ 15 厘米，直径 0.5 ~ 1.5 厘米。表面黄褐色或灰棕色，粗糙不平，有纵皱纹及须根痕。质脆，易折断，断面不平坦，皮部淡黄色，木部宽广，射线类白色，放射状排列，形成层环明显，黄棕色。气香特异，味苦。

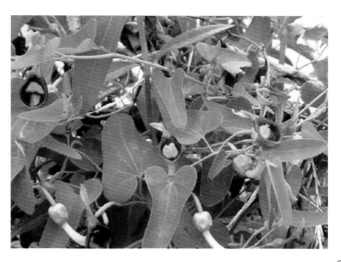

性味归经：辛、苦，寒。归肝、胃经。

功效主治：行气止痛，解毒消肿。

豆蔻香连丸

【方源】　《小儿药证直诀》："治泄泻，不拘寒热赤白，阴阳不调，腹痛肠鸣切痛，可用如圣。"

【组成】　黄连（炒）0.9克，肉豆蔻、木香各0.3克。

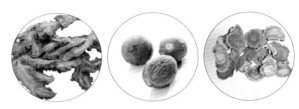

【用法】　上为细末，粟米饭为丸，如米粒大。

【功用】　寒热并投，通涩兼施。

【主治】　泄泻，不拘寒热赤白，阴阳不调，腹痛，肠鸣切痛。

【方义方解】　此方用黄连苦降以清热，木香芳香以行滞，肉豆蔻温涩以止泻。寒热并投，通涩兼施，故能通治一切泻痢，尤适宜于里热气滞而兼久利滑脱之症。若湿热淤积而见里急后重之滞下，应通而不应涩，此方肉果温涩，不宜早投。

【方论精粹】

1. 张山雷《小儿药证直诀笺正》："此以香连清热调气，而佐以肉果温涩，可治暑热泄泻之肠鸣腹痛，不可治湿热淤积之滞下后重。方下赤白二字，惟泻下者有之，其症必里急不爽，可通而不可涩，误投固涩，无不淹久变重，此须分别治之，不可混也。"

2. 俞景茂《小儿药证直诀类证释义》："此方用黄连苦降以清热，木香芳烈以行滞，肉豆蔻温涩以止泻。寒热并投，通涩兼施，故能统治一切泄利，尤适宜于里热气滞而兼久利滑脱之证。若湿热淤积而见里急后重之滞下，应通而不应涩，此方肉果温涩，不宜早投。"

小香连丸

【方源】　《小儿药证直诀》："治冷热腹痛，水谷利，滑肠方。"

【组成】　木香、诃子肉各0.3克，黄连（炒）15克。

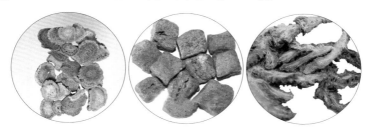

【用法】　上为细末，饭和丸绿豆大。米饮下十丸至三五十丸，频服之，食前。

【功用】　温涩止泻。

【主治】　冷热腹痛，水谷利，滑肠方。

【方义方解】　此方与豆蔻香连丸立方意义相同，仅肉豆蔻易为诃子。然肉果辛温燥烈，寒湿者宜之；诃子苦温，肠滑水泻者宜之。同一涩法，涩中亦有不同。

【方论精粹】

　　张山雷《小儿药证直诀笺正》："诃子亦涩滑止泻之法，与上方肉果香连，同工异曲，惟肠滑水泄者宜之。"

二圣丸

【方源】 《小儿药证直诀》："治小儿脏腑或好或泻，久不愈，羸瘦成疳。"

【组成】 黄连(去须)、黄柏(去粗皮)各30克。

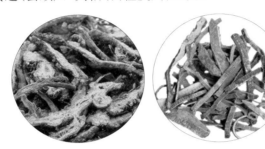

【用法】 上药为细末，将药末入猪胆内，汤煮熟，丸如绿豆大。每服20～30丸，米饮送下。根据儿童年龄大小加减，频服，不拘时候。

【功用】 清热燥湿，厚肠止泻。

【主治】 小儿脏腑不调，时或泄泻，且久不愈，羸瘦成疳。

【方义方解】 方中黄连苦寒，归心、肝、胃、大肠经，功以清热燥湿，泻火解毒。黄柏苦寒，归肾、膀胱、大肠经，功以清热燥湿，泻火解毒，退虚热。二者合用清热燥湿之力强，厚肠止泻之功健，对于小儿腹泻，内有湿热者疗效最好。

【方论精粹】

张山雷《小儿药证直诀笺正》："小儿疳泻，多是热，故主以连柏之情。然在久病羸瘦，亦宜量之，非可一概施也。"

没石子丸

【方源】　《小儿药证直诀》："治泄泻白浊，及疳痢、滑肠、腹痛者方。"

【组成】　木香、黄连各0.3克（一作各7.5克），没石子1个，豆蔻2个，诃子肉3个。

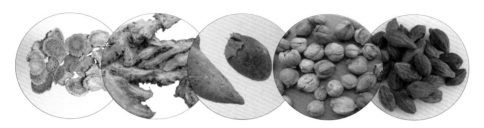

【用法】　上为细末，饭和丸麻子大，米饮下。根据儿童年龄大小加减，食前。

【功用】　涩肠止泻。

【主治】　泄泻白浊，及疳痢、滑肠、腹痛者。

【方义方解】　方中木香、黄连清热行气，胃痢症必需之品；豆蔻、诃子、没石子收涩止泻，可随证加入。此方实为豆蔻香连丸、小香连丸复方之中再入没石子，故收涩之力更甚，适用于滑脱久泻之症。

【方论精粹】

张山雷《小儿药证直诀笺正》："此亦泄泻之治法。方下所谓疳痢，即古人所谓利下自利之利，本以滑利取义，今世俗以滞下之急后重欲下不爽者，名为痢疾，实是不识古义之过，名不正则言不顺，必分别观之，不可混误。木香、黄连各一分，原是古人四分为一两之分，可见此是古之成方，然古之一两，止合宋时之三钱有零，则古之一分，止合宋后之一钱而不足，此方中谓一分一作二钱半，非是。"

当归散

【方源】 《小儿药证直诀》："治变蒸有寒无热。"

【组成】 当归6克，木香、肉桂、甘草（炙）、人参各3克。

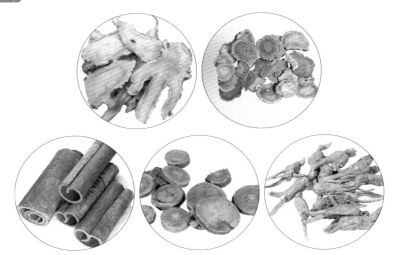

【用法】 上药锉散。每服6克，用水200毫升，加生姜3片、大枣1枚（去核），同煎服。

【功用】 温阳补中，益气养血。

【主治】 小儿变蒸，有寒无热，及虚寒腹痛。

【方义方解】 变蒸无热但寒，系阳气不足之症，故方用参、桂、草以扶阳，当归以补血，木香理气健脾，姜枣调中和营，对阳虚中馁之小儿尤宜。

【方论精粹】

张山雷《小儿药证直诀笺正》："变蒸而仅仅有寒无热，此儿之元气不足可知，故制是方，与参芪甘桂之保元汤同意，皆是小儿元阳素虚之圣药。"

温白丸

【方源】 《小儿药证直诀》："治小儿脾气虚困，泄泻瘦弱，冷痨洞利，及因吐泻，或久病后成慢惊，身冷瘈疭。"

【组成】 天麻(生)15克，僵蚕(炮)、白附子(生)、全蝎(去毒)、天南星(锉，汤浸七次，焙)各7.5克。

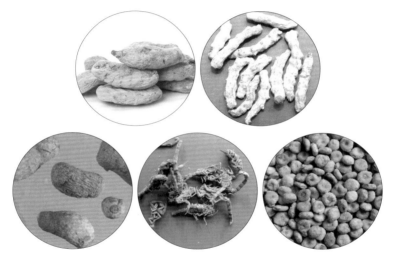

【用法】 上药同研为末，汤浸寒食面和丸，如绿豆大。再于寒食面内养七日取出。每次服5～7丸，加至20～30丸，空腹时煎生姜米饮送下。

【功用】 温阳止泻，息风止痉。

【主治】 小儿脾虚，泄泻瘦弱，及因吐泻或久病后而成慢惊，身冷瘈疭者。

【方义方解】 方中白附子辛热，有回阳救逆、补火助阳、散寒止痛之功效，心、脾、肾诸脏阳气虚损者均可应用；天麻、僵蚕、全蝎、天南星有息风止痉之良效。适用于慢惊风、瘈疭等症，风祛痰化则健脾，健脾则诸证可愈。

【方论精粹】

张山雷《小儿药证直诀笺正》："脾虚泄泻，慢惊身冷，皆无阳之症，故宜白附子。惊风瘛疭，无论急慢，皆是内动之风，天麻、僵蚕，以定内风，而方中不杂一味表散疏泄，观此，可知前列羌活膏方云治脾胃慢惊，而药乃有羌防麻黄者，岂非大谬。方下曰冷痃洞利，其为洞泄滑利甚明。又可知上出没石子丸，方下有痃痢二字，亦指滑利泄泻，则宋人痢字，尚不与滞下相混，而今人概称滞下为痢疾者，此误又在宋后。此条治脾虚泄泻，及吐泻久病，而为慢惊，身冷瘛疭，其症甚重，非温补不可，方药太嫌轻薄，必不足恃，宜用保元汤及附子理中。"

天 麻
药材档案

别名：赤箭、赤箭芝、明天麻、定风草根。

药材特征：本品呈椭圆形或长条形，略扁，皱缩而稍弯曲，长 3 ～ 15 厘米，宽 1.5 ～ 6 厘米，厚 0.5 ～ 2 厘米。表面黄白色至淡黄棕色，有纵皱纹及由潜伏芽排列而成的横环纹多轮，有时可见棕褐色菌索。顶端有红棕色至深棕色鹦嘴状的芽或残留茎基；另端有圆脐形疤痕。质坚硬，不易折断，断面较平坦，黄白色至淡棕色，角质样。气微，味甘。

性味归经：甘，平。归肝经。

功效主治：息风止痉，平肝抑阳，祛风通络。用于小儿惊风，癫痫抽搐，破伤风，头痛眩晕，手足不遂，肢体麻木，风湿痹痛。

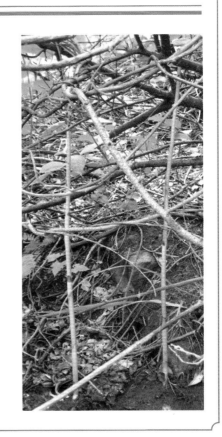

豆蔻散

【方源】 《小儿药证直诀》："治吐泻烦渴，腹胀，小便少。"

【组成】 豆蔻、丁香各0.15克，硫黄0.3克，滑石0.9克。

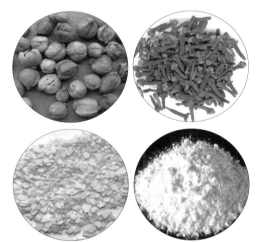

【用法】 上为细末，每服0.25～1.5克，米饮下，不计时候。

【功用】 温补脾肾，化湿行气。

【主治】 吐泻烦渴，腹胀，小便少。

【方义方解】 此方为脾肾寒湿所致的呕泻而设。阳不化津而致烦渴小便少，脾阳不振而致腹胀，故用硫黄温壮脾肾之阳；滑石分利小便；豆蔻、丁香理气消胀。若阴虚津伤，内热阳亢之证，则不能轻投。

【方论精粹】

张山雷《小儿药证直诀笺正》："此是脾肾寒湿，自宜温药，然硫黄极滑，治泻非所宜，且吐泻烦渴，津液耗矣！滑石分利小水，亦治实热，不治虚寒，不足法也。"

温中丸

【方源】 《小儿药证直诀》："治小儿胃寒泻白，腹痛肠鸣，吐酸水，不思食，及霍乱吐泻。"

【组成】 人参（切，去顶，焙）、甘草（锉，焙）、白术（为末）各30克。

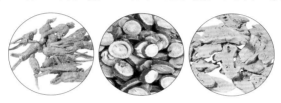

【用法】 上药研为细末，用姜汁调面糊和丸，如绿豆大。每服10～20丸，用米饮送下，不拘时服。

【功用】 温中祛寒，健脾止泻。

【主治】 小儿胃寒泻白，腹痛肠鸣，时吐酸水，不思饮食；中气虚热，口舌生疮，不喜饮冷，肢体倦怠者。

【方义方解】 方中人参甘、微苦，微温，归脾、肺经，有大补元气、补脾益肺、生津止渴、安神增智之功效，可用于脾气不足之证。白术苦甘温，归脾、胃经，有补气健脾、燥湿利水之作用，用以脾胃虚弱、运化失常所致食少便溏、脘腹胀满、倦怠无力等症，亦可用于脾虚不能运化，水湿停留而为痰饮水肿等症。甘草亦有补脾益气的功效。诸药配合，中焦虚寒可去，清阳升而浊阴降，泄泻、腹痛、肠鸣等症可除。

【方论精粹】

张山雷《小儿药证直诀笺正》："此脾胃虚寒，故用药如此，然泻出色白，寒症昭着，何不即与理中，岂以吐酸为有热故耶！要之胃无火而不能消化，亦必作酸，此酸是胃液中自然之味，不可皆认是火。"

胡黄连麝香丸

【方源】　《小儿药证直诀》："治疳气羸瘦，白虫作方。"

【组成】　胡黄连、芜荑（去扇）各30克，木香、黄连各15克，朱砂（另研）0.3克，麝香（锉，研）3克。

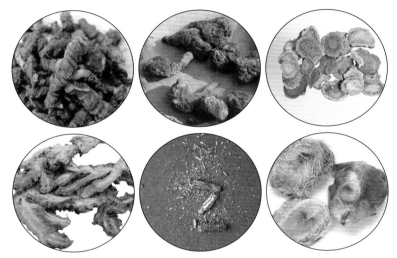

【用法】　上为细末，面糊为丸，如绿豆大。每服五七丸至十丸，米饮下；三五岁以上者，可服十五至二十丸，不拘时候。

【功用】　杀虫消积，理气消滞。

【主治】　小儿疳气羸瘦，白虫。

【方义方解】　方中胡黄连、黄连、白芜荑杀虫，木香理气，麝香通窍，朱砂镇怯，以治疳积腹膨、虫祟羸瘦之证。

　　此方是清疳热驱虫之方，但药力轻薄，下方"大胡黄连丸"和"大芦荟丸"，则治疳杀虫，功效较著，临证时当斟酌用之。本方与如圣丸、使君子丸均为消疳理脾法的主要代表方剂。以上三方均有消疳理脾作用。《小儿药证直诀·下卷·诸方》篇中介绍了三方的适应证："如圣丸治冷热疳瘦""胡黄连麝香丸治疳气羸瘦""使君子丸治脏腑虚滑及疳瘦下利，腹胁胀满，不思乳食，常服安虫补胃，消疳肥肌"。后世治疗疳证多宗此法，如《医宗金鉴·幼科心法》芦荟肥儿丸治肝疳，消疳理脾汤治脾疳，均在上方基础上加减而成。

【方论精粹】

1.《明医心鉴·历代名医临床经验集萃》："钱乙则于胡黄连丸中增入芜荑、木香，而为'胡黄连麝香丸'。方中芜荑能'杀三虫，散五疳，治小儿百病之药也。前古诸书，主诸积冷气，肠胃虫癖，食藏血痞，及皮肤骨节中风毒诸疾。缘其气臭……性专走逐，故诸滞成疾，食积虫血，皆可荡化。凡诸疳羸瘦，结气发热，疳劳疳胀，疳痢疳积，嗜食与不能食，咸宜服之。'（《本草汇言·卷之九木部·乔木类》）。木香辛香理气而性燥，与黄连、胡黄连苦寒之药同用，既制其燥烈，又无伤胃阴。虽有疳积日久体弱虚羸之候，必待气清胃和再议补虚。"

2.张山雷《小儿药证直诀笺正》："疳积腹膨，多是食停郁热而生诸虫，治宜清热消导而兼杀虫，然此方尚嫌轻薄，必不足恃，既有下列大胡黄连丸大芦荟丸两方，则此可删。"

大胡黄连丸

【方源】 《小儿药证直诀》："治一切惊疳，腹胀，虫动，好吃泥土生米，不思饮食，多睡吼嗌，脏腑或秘或泻，肌肤黄瘦，毛焦发黄，饮水，五心烦热，能杀虫，消进饮食，治疮癣，常服不泻痢方。"

【组成】 胡黄连、黄连、苦楝子各30克，白芜荑（去扇，秋初0.9克）15克，芦荟（另研）、干蟾头（烧存性另研）各0.3克，麝香（另研）3克，青黛（另研）45克。

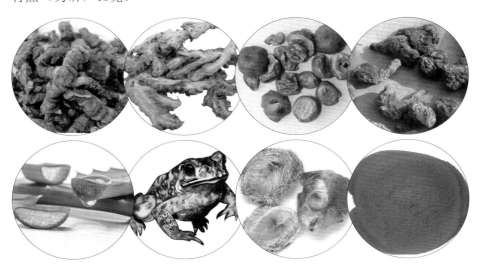

【用法】 上先将前4味为细末，猪胆汁和为剂，每1胡桃大，入巴豆仁1枚置其中，用油单一重裹之，蒸熟，去巴豆，用米1升许，蒸米熟为度，入后4味为丸；如难丸，少入面糊为丸，如麻子大。每服10～15丸，食后、临卧清米饮送下，1日2～3次。

【功用】 杀虫，消胀进食。

【主治】 一切惊疳，腹胀虫动，好吃泥土生米，不思饮食，多睡，吼嗌，脏腑或秘或泻，肌肤黄瘦，毛焦发黄，饮水，五心烦热。

【方义方解】 方中胡黄连、黄连、苦楝子、芜荑杀虫；芦荟、青黛清热；干蟾头治疳；麝香通络；又用巴豆攻积；猪胆增液，以治疳瘦虫积，里有热结之证。

【方论精粹】

张山雷《小儿药证直诀笺正》："此方清热为主，而兼杀虫消积者，然苦寒有余，而消积杀虫，尚嫌不及。方下叙述各症，虫积已深，尚宜加味，其麝香亦觉太多；又青黛入药，古人所用，当是蓝靛能之精华，而今则是浊滓，殊不相宜；蟾头疑是蟾腹之误。"

青 黛

药 材 档 案

别名：花露、淀花、靛花、蓝靛、青蛤粉、青缸花。

药材特征：本品为深蓝色的粉末，体轻，易飞扬；或呈不规则多孔性的团块，用手搓捻即成细末。微有草腥气，味淡。

性味归经：咸，寒。归肝经。

功效主治：清热解毒，凉血消斑，泻火定惊。用于温毒发斑，血热吐衄，胸痛咳血，口疮，痄腮，喉痹，小儿惊痫。

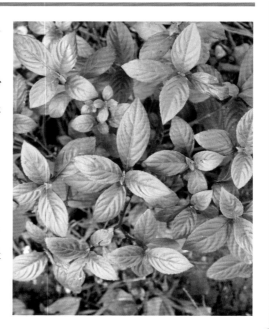

榆仁丸

【方源】 《小儿药证直诀》："治疳热瘦瘁，有虫，久服充肥。"

【组成】 榆荚仁（去皮）、黄连（去头）各30克。

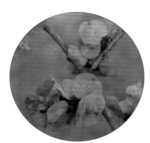 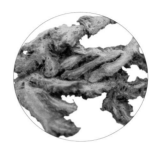

【用法】 上为细末，用猪胆7个，破开取汁，与二药同和入碗内，甑上蒸九日，每日一次，候日，研麝香1.5克，汤浸一宿，蒸饼同和成剂，丸如绿豆大。每服5～7丸至10～20丸，米饮送下。

【功用】 杀虫除疳，清热消积。

【主治】 疳热瘦瘁，有虫。

【方义方解】 方中榆荚仁微辛平无毒，能杀虫除疳病；黄连苦寒，能燥湿清疳热；麝香通窍；猪胆汁健胃。以治热疳而有虫者。

【方论精粹】

张山雷《小儿药证直诀笺正》："此方亦觉无谓，既有上下两方，何必多此复叠重累，大同小异为耶。"

大芦荟丸

【方源】　《小儿药证直诀》："治疳杀虫，和胃止泻。"

【组成】　芦荟（研）、木香、青皮、胡黄连、黄连、芜荑（去扇秤）、雷丸（破开，白者佳，赤者杀人，勿用）、鹤虱（微炒）各15克，麝香（另研）6克。

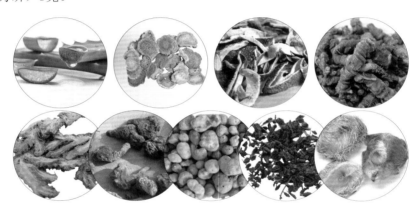

【用法】　上为细末，粟米饭为丸，如绿豆大。每服20丸，米饮送下，不拘时候。

【功用】　治疳杀虫，和胃止泻。

【主治】　主小儿疳积、虫积。肚腹紧胀，心胸膨满，消瘦神困，肚胀青筋，肠鸣泻臭，食即呕哕，喜食酒肉，食不生肌，胸满胁胀，烦躁迷闷，眠不安席。肝脾疳积，食积发热，目生云翳；或疳热，颈项结核；或耳内生疮，肌体消瘦，发热作渴，饮食少思，肚腹膨胀；或牙龈蚀落，颊腮腐烂；阴囊、玉茎生疮；或胸胁小腹作痛。

【方义方解】　方中芦荟、二连清热消疳；芜荑、雷丸、鹤虱驱蛔杀虫；木香、青皮行气和胃；麝香芳香解毒宣窍，故能治疳杀虫。

【方论精粹】

张山雷《小儿药证直诀笺正》："此方杀虫清热,双管齐下,尚嫌消积之力不足,可加干蟾、鸡内金等,又使君子肉,除虫甚效,且无峻厉太过、克剥元阴之弊,威而不猛,可为疳虫必用之品。西药有山道年精一种,亦有奇功,是可采也。麝香亦太多,减半用之可也。"

青 皮

药材档案

别名:四化、个青皮、青柑皮、青橘皮、广四化、青皮子、四花青皮。

药材特征:四花青皮:果皮剖成4裂片,裂片长椭圆形,长4～6厘米,厚0.1～0.2厘米。外表面灰绿色或黑绿色,密生多数油室;内表面类白色或黄白色,粗糙,附黄白色或黄棕色小筋络。质稍硬,易折断,断面外缘有油室1～2列。气香,味苦、辛。

个青皮:呈类球形,直径0.5～2厘米。表面灰绿色或黑绿色,微粗糙,有细密凹下的油室,顶端有稍突起的柱基,基部有圆形果梗痕。质硬,断面果皮黄白色或淡黄棕色,厚0.1～0.2厘米,外缘有油室1～2列。瓤囊8～10瓣,淡棕色。气清香,味酸、苦、辛。

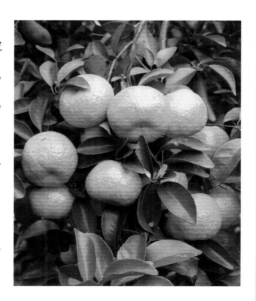

性味归经:苦、辛,温。归肝、胆、胃经。

功效主治:疏肝破气,消积化滞。用于胸胁胀痛,疝气疼痛,乳癖,乳痈,食积气滞,脘腹疼痛。

龙骨散

【方源】　《小儿药证直诀》："治疳，口疮，走马疳。"

【组成】　砒霜、蟾酥各0.15克，粉霜1.5克，龙骨3克，铅粉4.5克，冰片0.075克。

【用法】　上药先研砒、粉极细，次入龙骨再研，又次入铅粉等同研。每用少许敷之。

【功用】　拔毒去腐，生肌止痛。

【主治】　口疳，走马牙疳。

【方义方解】　方中砒霜、粉霜、铅粉去腐拔毒；龙骨敛疮生肌；蟾酥解毒消肿止痛；冰片清热止痛。

【方论精粹】

张山雷《小儿药证直诀笺正》："牙疳而名曰走马，其症之急可知，顷刻蔓延，腐烂极速，穿唇溃腮，即不可救，此胃中一团毒火，非大清胃热，或急下不可。外治药单方，则砒枣散可用，一味信石，打小块如枣核许，以大红枣去核，每核嵌入信石一块，入炭火煅炭，俟烟尽取出（此烟即是砒霜，人须避之）。加梅花冰片十分之三，同研细，掺之颇效，砒固毒物，然此法制过，信石本质，已是无多，故不为害，钱仲阳此方，分量颇有斟酌。亦可用飞净人中白，掺之佳，另以白马乳内服，亦可以马乳洗腐处，治之及早，尚可十全五六，飞净人中白，亦可调入马乳中服。寿颐近得一简便单方，用藤黄（即画家所用之物，以空心如笔管者为佳，名笔管黄）研细，掺腐肉上极效，已实验过。"

冰　片

别名：脑子、龙脑、梅片、瑞龙脑、龙脑香、梅花脑子、羯布罗香。

药材特征：本品为无色透明或白色半透明的片状松脆结晶；气清香，味辛、凉；具挥发性，点燃发生浓烟，并有带光的火焰。

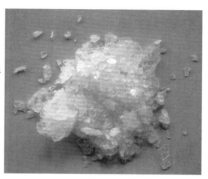

性味归经：辛、苦，微寒。归心、脾、肺经。

功效主治：开窍醒神，清热止痛。用于热病神昏，惊厥，中风痰厥，气郁暴厥，中恶昏迷，胸痹心痛，目赤，口疮，咽喉肿痛，耳道流脓。

橘连丸

【方源】　《小儿药证直诀》："治疳瘦，久服消食和气，长肌肉。"

【组成】　陈皮30克，黄连45克（去须，米泔浸一日）。

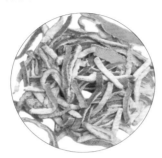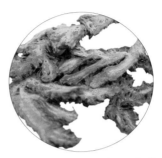

【用法】　上药共为细末，研入麝香1.5克，用猪胆7个，分药入在胆内。浆水煮，候临熟以针微扎破，以熟为度，取出，以粟米粥和丸，如绿豆大。每服10～30丸，米饮送下，不计时候。

【功用】　清热燥湿，行气消积。

【主治】　小儿疳瘦。

【方义方解】　方中陈皮，辛苦温，归脾、肺经，有理气调中、燥湿化痰之功效，用于脾胃气滞的脘腹胀满、嗳气、恶心呕吐，亦可用于湿浊中阻所致的胸闷腹胀、纳呆倦怠、大便溏薄等症。《本草纲目》评价此药："橘皮，苦能泄能燥，辛能散，温能和，其治百病，总是取其理气燥湿之功。同补药则补，同泻药则泻，同升则升，同降则降。"黄连苦寒，清热燥湿，麝香通窍，胆汁消积，诸药合用，疳症轻者宜之。

【方论精粹】

　　张山雷《小儿药证直诀笺正》："此清火之专剂，轻症可用，缓缓图功。"

龙粉丸

【方源】 《小儿药证直诀》："治疳渴。"

【组成】 龙胆、铅粉、乌梅（去核，焙秤）、黄连各0.6克。

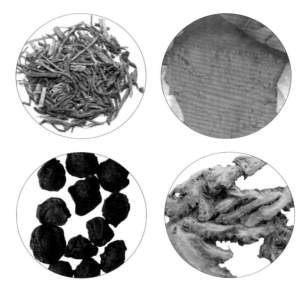

【用法】 上为细末，炼蜜丸，如麻子大。每服10～20丸，米饮送下，不计时候。

【功用】 清热杀虫。

【主治】 疳渴。

【方义方解】 此方铅粉、乌梅杀疳虫；草龙胆、黄连疗疳热。虫去解热，津回渴止，故能治疳渴。

【方论精粹】

张山雷《小儿药证直诀笺正》："清热生津，意亦可法，定粉即是铅粉，质重有毒，内服殊非所宜，可去之。"

香银丸

【方源】 《小儿药证直诀》："治吐。"

【组成】 丁香、葛根各30克，半夏（汤浸7次，切，焙）、水银（本品有毒，慎用）各15克。

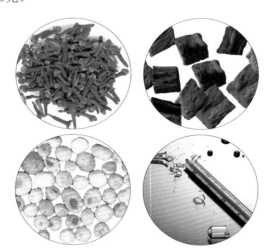

【用法】 上为细末。将水银与药同研匀，生姜汁为丸，如麻子大。每服1～2丸至5～7丸，煎金银汤送下，不拘时候。

【功用】 降逆止吐。

【主治】 小儿呕吐。

【方义方解】 此方半夏降逆，丁香温脾，水银镇胃，葛根生津而止呕吐。然水银入丸，易致中毒，可易之以黄连。

【方论精粹】

张山雷《小儿药证直诀笺正》："吐有虚实寒热，治各不同，是方丁香、干葛，已嫌庞杂，而以生汞入丸之子，流弊滋多，何可为训。"

金华散

【方源】　《小儿药证直诀》："治干湿疮癣。"

【组成】　黄丹（煅）30克，轻粉3克，黄柏、黄连各15克，麝香少许。

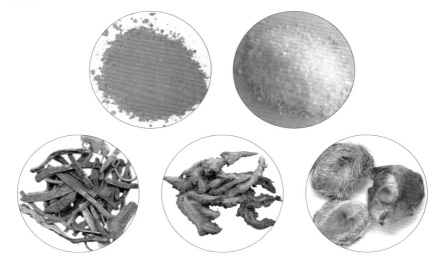

【用法】　上为末。先洗，次干掺之；如干癣疮，用腊月猪脂和敷；如无，用麻油亦可。

【功用】　收水，凉肌，解毒。

【主治】　干湿疮癣。

【方义方解】　此方为皮肤干湿疮癣之外治药。黄连、黄柏除热，合黄丹、轻粉祛湿杀虫，麝香活络，诸痒疮湿疹宜之。

【方论精粹】

张山雷《小儿药证直诀笺正》："此皮肤病之外治药，能燥湿杀虫，诸痒疮流水者宜之。"

安虫丸

【方源】 《小儿药证直诀》："治上、中二焦虚，或胃寒虫动及痛。又名苦楝丸方。"

【组成】 干漆0.9克（杵碎，炒烟尽），雄黄、巴豆霜各3克。

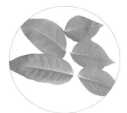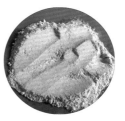

【用法】 上为细末，面糊为丸，如黍米大。根据儿童年龄大小，每服5～30丸，用石榴根煎汤下；痛者，煎苦楝根汤或芜荑汤下，发时服。

【功用】 温中止痛，杀虫。

【主治】 上中焦虚，或胃寒虫动及痛。

【方义方解】 方名安虫，实是杀虫之药，干漆有大毒，必不可用。若用安蛔之方，可用"连梅安蛔汤"（胡黄连、炒川椒、雷丸、乌梅、黄柏、槟榔）治蛔虫症而有热者。如脾胃虚寒的患者，可用"理中安蛔汤"（党参、白术、茯苓、川椒、乌梅、炮姜）。

【方论精粹】

1.《儿科医籍辑要》："王小亭之子，胡三溪之婿也。尝病腹痛，乃虫痛也。托予治之，用安虫丸取下一虫，长一尺，大如拇指，引面伸之、约长丈余，其形如线，以火焚之。"

2.《东医宝鉴》："其证心腹痛，叫哭，倒身扑手，呕吐清水涎沫，面色青黄，时作时止，口唇紫黑色者，是蛔厥也，宜用安虫散、安虫丸。钱乙。"

3. 张山雷《小儿药证直诀笺正》："虫非腹中应有之物，有之则除恶务尽，干漆、巴霜，杀虫峻烈，方药极厉，而乃以安虫名，然用药如是，仍是杀之，安于何有？惟干漆大毒，必不可尝，宜以使君子之类易之，苦楝根、芜荑皆杀虫捷药，不嫌其猛，惟脾胃虚者，必须补脾以善其后。"

4.《实用中医儿科学》："万全的《幼科发挥·腹痛》提出虫痛发作似痫，宜下之，用木香槟榔丸，苦楝根皮煎汤送下，体弱不可用下法，用安虫丸以渐去之。"

芦 荟

药 材 档 案

别名：卢会、象胆、讷会、奴会、劳伟。

来源：本品为百合科植物库拉索芦荟叶的汁液浓缩干燥物。

性味归经：苦，寒。归肝、胃、大肠经。

功能主治：泻下通便，清肝泻火，杀虫疗疳。用于热结便秘，惊痫抽搐，小儿疳积；外治癣疮。

用量用法：内服：2～5克，宜入丸散。外用：适量，研末敷患处。

使用注意：孕妇慎用。

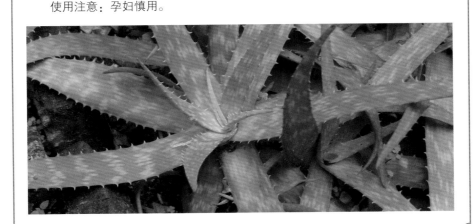

芜荑散

【方源】　《小儿药证直诀》："治胃寒虫痛。"

【组成】　芜荑（去扇秤）、干漆（炒）各等份。

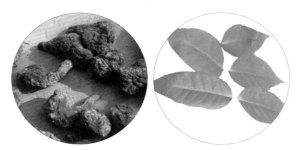

【用法】　上为细末，每服0.25克，或1.5克、3克，米饮调下，发时服。上方杜壬养生必用方同。杜亦治胃寒虫上。

【功用】　杀虫止痛。

【主治】　胃寒虫痛。

【方义方解】　方中诸药皆为杀虫专剂，以治胃寒虫痛，方中干漆一味，切不可用。

【方论精粹】

张山雷《小儿药证直诀笺正》："此亦杀虫之方，干漆必有以易之，乃佳。"

胆矾丸

【方源】　《小儿药证直诀》："治疳，消癖进食，止泻和胃，遣虫。"

【组成】　胆矾(为粗末)3克，绿矾60克，大枣(去核)14个，醋600毫升(以上同煎，熬令枣烂)，使君子(去壳)60克，枳实90克(去瓤，炒)，黄连、诃黎勒(去核)各30克(并为粗末)，巴豆(去皮破之)2～7枚（上五味同炒黑，约三分干），夜明砂、蛤蟆灰(存性)各30克，苦楝皮(末)15克(上三味同炒，待干，再与前五物共捣为末)。

【用法】　上药和匀为丸，如绿豆大。每服20～30丸，米汤或温开水送下，不拘时候。

【功用】　杀虫消疳。

【主治】　小儿疳积。

【方义方解】　此方为杀虫消癖之方，胆矾、绿矾燥湿杀虫；枳实、巴豆破气攻泻，药力较猛，故用大枣以和之，诃子以敛之；使君子、苦楝根皮都属杀虫之品。黄连、夜明砂、干蟾是清疳热消疳胀之药。故本方是治疳消痞杀虫之剂。

【方论精粹】

　　张山雷《小儿药证直诀笺正》："胆矾、皂矾，杀虚消癖之力皆猛，再加巴霜下积，药力甚峻，故以大枣和之，此除虫积之主方，有此则上二方亦无所用矣！但峻攻之后，必宜培补，而平居饮食，又必慎之又慎，虫积易成疳，慈幼者其知之。"

大枣

药材档案

别名：干枣、红枣、美枣、小枣。

药材特征：本品呈椭圆形或球形，长2～3.5厘米，直径1.5～2.5厘米。表面暗红色，略带光泽。有不规则皱纹。基部凹陷，有短果梗。外果皮薄，中果皮棕黄色或淡褐色，肉质，柔软，富糖性而油润。果核纺锤形，两端锐尖，质坚硬。气微香，味甜。

性味归经：甘，温。归脾、胃、心经。

功效主治：补中益气，养血安神。用于脾虚食少，乏力便溏，妇人脏躁。

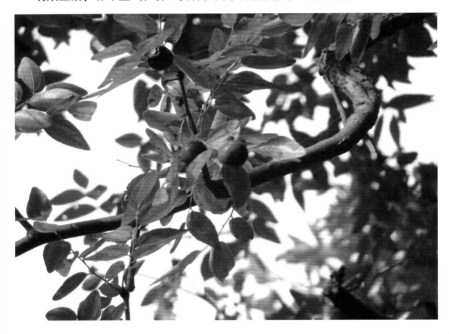

真珠丸

【方源】 《小儿药证直诀》："取小儿虚中一切积聚、惊涎、宿食、乳癖。治大小便涩滞，疗腹胀，行滞气。"

【组成】 木香、白丁香、丁香（末）、轻粉（留少许为衣）各1.5克，巴豆仁（水浸一宿，研极腻）14个，滑石（末）6克。

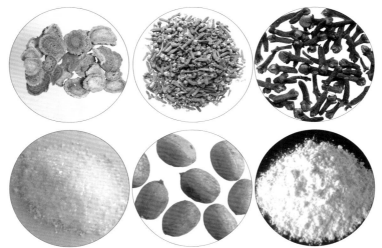

【用法】 上为末，研匀，湿纸裹烧，粟米饭丸麻子大。一岁一丸，八九岁以上至十五岁服八丸，炮皂子煎汤放冷下。挟风热难动者，先服凉药一服；乳癖者，减丸数，隔日临卧一服。

【功用】 行气攻痰，杀虫消积。

【主治】 小儿一切积聚，惊涎，宿食，乳癖。

【方义方解】 此方行气攻痰，与杀虫消积诸味相辅而行。方中三香（木香、白丁香、丁香）理气行滞；轻粉、巴豆化痰泻下；滑石渗湿利窍，可治积聚、惊痫、腹胀等证。方中白丁香即麻雀屎，腊月采得，去两畔，钵中细研，以甘草水浸一夜，去水烘干，用治癥瘕久瘤诸病，取雀食诸谷，易致消烂之义。

【方论精粹】

张山雷《小儿药证直诀笺正》："是方以行气攻痰为法，与杀虫消积诸方相辅而行，巴豆不去油，终嫌太毒，还是用霜，稍为和缓，服法甚佳，不可多也，但药味如是，而方名乃曰真珠，最不可解。"

滑 石

药材档案

别名：冷石、共石。

药材特征：本品单斜晶系，多为块状集合体，晶体呈六方形或菱形板状，但完好的晶体极少见，通常为粒状和鳞片状的致密块体。白色、黄白色或淡蓝灰色，有蜡样光泽。质软，细腻，手摸有滑润感，无吸湿性，置水中不崩散。

性味归经：甘、淡，寒。归膀胱、肺、胃经。

功效主治：利尿通淋，清热解暑；外用祛湿敛疮。用于热淋，石淋，尿热涩痛，暑湿烦渴，湿热水泻；外治湿疹，湿疮，痱子。

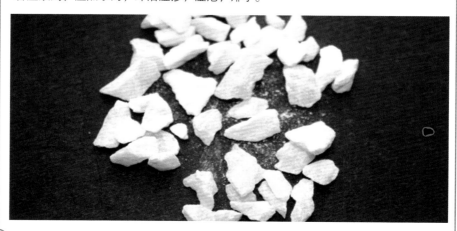

消坚丸

【方源】 《小儿药证直诀》："消乳癖及下交奶，又治痰热膈实，取积。"

【组成】 硇砂、巴豆霜、轻粉各3克，水银砂子（本品有毒，慎用）两皂子大，细墨少许，黄明胶（末）15克。

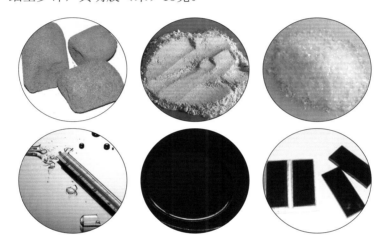

【用法】 上为末，面糊为丸，如麻子大。食后倒流水送下，1岁1丸。

【功用】 消乳癖，去积，消痰退热。

【主治】 痰热膈实，乳癖。

【方义方解】 此方为消癖而设，硇砂消积散结；轻粉、水银砂子杀虫；巴豆霜攻下积滞；细墨、黄明胶降火滋阴以平血分之炎热。

【方论精粹】

张山雷《小儿药证直诀笺正》："是方亦为消癖而设。硇砂无真者，汞亦不妥，是书中消导之方已多，此不可用，而方下交奶二字，当为宋时人之俗语。不知何解。"

百部丸

【方源】 《小儿药证直诀》："治肺寒壅嗽，微有痰。"

【组成】 百部（炒）、麻黄（去节）各90克，苦杏仁（去皮、尖，微炒，煮三五沸）40个。

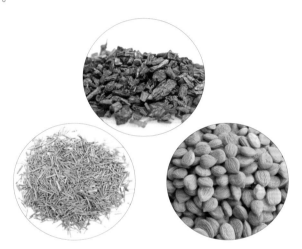

【用法】 上药为末，炼蜜丸，如芡实大。热水化下，或加松子仁肉50粒，糖为丸，含化，其效尤佳。

【功用】 宣肺化痰，止咳平喘。

【主治】 小儿风寒束肺，咳嗽气喘，微有痰。

【方义方解】 方中百部甘苦平，归肺经，有润肺止咳、灭虱杀虫之功，对于新久咳嗽、百日咳、肺痨咳嗽均可加减配伍应用。苦杏仁味苦微温，可止咳平喘，润肺通便。麻黄辛微苦温，有发汗、平喘、利水之效。对于外感风寒，所致肺气壅遏的喘咳证，常与苦杏仁、甘草等其他止咳平喘药同用。诸药合用，治疗外感风寒、肺郁咳嗽诸症。

【方论精粹】

张山雷《小儿药证直诀笺正》："此为肺受外寒，痰饮咳嗽之方。麻杏开肺，疏泄感邪，百部温润，降逆定嗽，选药颇佳，是方麻黄不言分量，必有误，但此是汤剂而作丸子，虽用热水化下，效力恐亦不灵，颐谓以丸子打碎，煎汤为妙。"

百 部

药 材 档 案

别名：嗽药、百条根、药虱药、山百根、野天门冬。

药材特征：直立百部：呈纺锤形，上端较细长，皱缩弯曲，长 5～12 厘米，直径 0.5～1 厘米。表面黄白色或淡棕黄色，有不规则深纵沟，间或有横皱纹。质脆，易折断，断面平坦，角质样，淡黄棕色或黄白色，皮部较宽，中柱扁缩。气微，味甘、苦。

蔓生百部：两端稍狭细，表面多不规则皱褶及横皱纹。

对叶百部：呈长纺锤形或长条形，长 8～24 厘米，直径 0.8～2 厘米。表面浅黄棕色至灰棕色，具浅纵皱纹或不规则纵槽。质坚实，断面黄白色至暗棕色，中柱较大。髓部类白色。

性味归经：甘、苦，微温。归肺经。

功效主治：润肺下气止咳，杀虫灭虱。用于新久咳嗽，肺痨咳嗽，顿咳；外用于头虱、体虱、蛲虫病、阴痒。蜜百部润肺止咳。用于阴虚劳嗽。

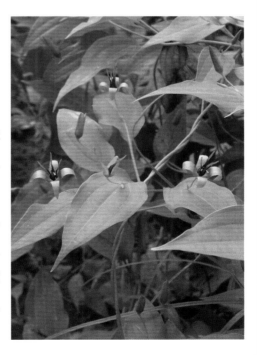

紫草散

【方源】 《小儿药证直诀》："发斑疹。"

【组成】 钩藤、紫草各等份。

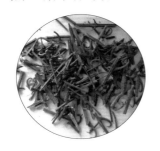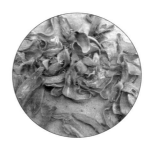

【用法】 上为细末。每服1.5～3克，用温酒调下，不拘时服。

【功用】 凉血解毒，透发斑疹。

【主治】 疮疹初生，才作赤点，毒气未得透出皮肤者。

【方义方解】 方中紫草凉血解毒，与钩藤同用，用酒调服，以助斑疹透散。

【方论精粹】

1.《奇效良方》："紫草滑窍利小便，散诸十二经毒气；钩藤治小儿寒热，十二惊痫。今治疮疹而用之，《素问》云：疮疡烦躁痛痒，皆出于心，惊痫，心病也，疮疡亦心所主者，故用也。"

2.张山雷《小儿药证直诀笺正》："仲阳之所谓斑疹，即痘疮及瘄子。钩藤开泄，紫草清血解毒，以酒调服，助其透泄，能发能收，不卑不亢，是助正达邪稳妥之法。"

3.《中国医学大成终集》："钩藤紫草散治痘疹不快。钩藤钩子、紫草茸等份，为细末，每服三五分，温酒调下。盖紫草滑窍利小便，散十二经毒气，钩藤治小儿寒热，十二惊痫。缘惊痫出于心肝，疮疹亦心所主也。"

秦艽散

【方源】 《小儿药证直诀》："治潮热，减食，蒸瘦方。"

【组成】 秦艽（去芦头，切，焙）、甘草（炙）各30克，薄荷（勿焙）15克。

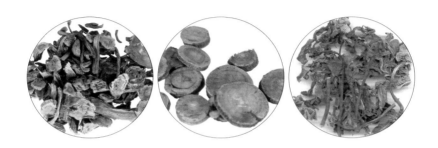

【用法】 上药研为粗末。每服3～6克，用水300毫升，煎至240毫升，食后温服。

【功用】 退虚热，散风热。

【主治】 小儿潮热，形体消瘦，食欲减退。

【方义方解】 秦艽祛风通络，能退虚热。薄荷辛凉疏解，而散风热。炙甘草和中。为治虚热的和平中正之方，故能治潮热、减食、蒸瘦等症。

【方论精粹】

张山雷《小儿药证直诀笺正》："此变蒸发热和平中正之药。变蒸本非大病，惟既发热减食不可无以治之，故立是方。秦艽通络和血，薄荷泄散热，药性冲和，不伤正气，仲阳真善于逢迎世故者。"

地骨皮散

【方源】 《小儿药证直诀》："治虚热潮作，亦治伤寒壮热，及余热方。"

【组成】 地骨皮（自采佳）、知母、银柴胡（去芦）、甘草（炙）、半夏（汤洗7次，切，焙）、人参（切去顶，焙）、赤茯苓各等份。

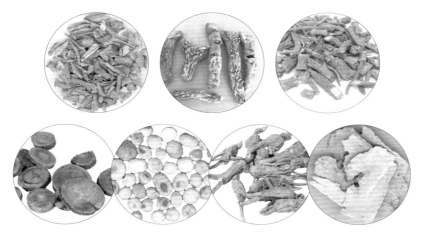

【用法】 上为细末。每服6克，姜5片，水200毫升，煎至160毫升，食后温服，量大小加减。

【功用】 退虚热，除潮热。

【主治】 小儿虚热潮作；亦治伤寒壮热及余热。

【方义方解】 方中地骨皮甘淡性寒，归肺、肾经，有凉血退蒸、清泄肺热之功，可治阴虚血热、小儿疳疾发热及骨蒸潮热、盗汗等。知母苦甘寒，归肺、胃、肾经，有清热泻火、滋阴润燥之功，对于阴虚潮热，可与滋阴药相伍应用。银柴胡甘微寒，有退虚热之功，多与地骨皮配伍应用。甘草炙用可补脾益气。半夏可燥湿化痰，降逆止呕。人参甘温大补元气，补脾益肺，生津止渴，对于热病气津两伤之虚证可用之。赤茯苓偏于利水渗湿，同时有健脾之效。综观本方，养阴清热与补虚扶正共用。热病之后必伤阴液，胃喜湿恶燥，胃阴不足，则必影响中焦运化而致气阴两虚，本方正为此而设。此方虽用生姜发散，然地骨皮、知母、银柴胡三药，系退虚热之剂，若施于伤寒壮热邪盛之证，究非所宜。

【方论精粹】

张山雷《小儿药证直诀笺正》："此以退热为主，而兼养正，虚热固宜，病后阴虚余热亦佳，若曰伤寒壮热，似嫌太泛，然小儿阴阳俱薄，虽是伤寒，亦非大病。以生姜作引，正是发散妙法，固未尝不可通用也。"

银柴胡

药材档案

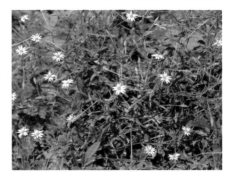

别名：土参、银胡、山菜根、沙参儿、牛肚根、银夏柴胡。

药材特征：干燥的根呈圆柱形，长15～40厘米，直径1～2.5厘米。根头顶瑞有多数细小疣状突起，为地上茎痕，密集而发白，习称珍珠盘。下端略细，少数有分歧。表面黄棕或带灰棕色，有扭曲的纵纹及支根痕，并可见多数圆形小孔，习称沙眼，近根头处尤多，自此处折断，断面有棕色花纹。质松脆，折断时有粉尘飞出，断面粗糙，有空隙，中有大形黄白色相间的放射状花纹。气微，味甘、微苦。以条长、外皮淡黄棕色、断面黄白色者为佳。

性味归经：甘，微寒。归肝、胃经。

功能主治：退虚热，清疳热。用于阴虚发热，骨蒸劳热，小儿疳热。

用量用法：内服：3～10克，煎服；或入丸、散。

注意事项：外感风寒，血虚无热者忌用。

人参生犀散

【方源】 《小儿药证直诀》："解小儿时气寒壅、咳嗽，痰逆喘满，心忪惊悸，脏腑或秘或泄，调胃进食。又主一切风热，服寻常凉药即泻而减食者。"

【组成】 人参（切，去芦）9克，前胡（去芦）21克，甘草（炙黄）6克，桔梗、苦杏仁（去皮尖，略晒干，为末）各15克。

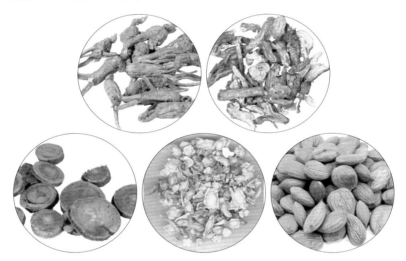

【用法】 将前4味为末，后入杏仁，再粗箩罗过。每服6克，水200毫升，煎至160毫升，去滓，食后温服。

【功用】 解时气，调胃进食。

【主治】 小儿时气寒壅，咳嗽，痰逆喘满，心忪惊悸，脏腑或秘或泄；及一切风热，服寻常凉药即泻而减食者。

【方义方解】 方用前胡祛风宣肺，下气降痰；桔梗宣肺开闭，祛痰排脓。桔梗主升，前胡能降，故两药相配，一升一降，是宣肺祛痰的主药。苦杏仁疏肺散寒，降气祛痰以平喘咳。人参、炙甘草补虚扶正。故本方能治体虚而外感风寒咳嗽有痰之证。

【方论精粹】

张山雷《小儿药证直诀笺正》："此方选药五味，是治风寒轻感，咳嗽有痰，疏泄感邪，降逆止嗽之法，与前百部丸可以相辅而行。方下所谓时气寒嗽，痰逆喘满，及一切风热，皆是正治。惟既有寒邪而兼痰嗽，人参似非所宜，然稚阴本薄，扶正祛邪，亦是古人恒法。但方名生犀，而药中无犀，更以所治诸症参之，亦万无用生犀之理，此则不可索解者矣。"

前 胡

药 材 档 案

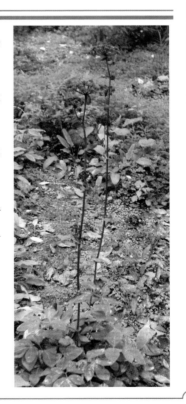

别名：水前胡、土当归、野芹菜、野当归、鸡脚前胡。

药材特征：本品呈不规则的圆柱形、圆锥形或纺锤形，稍扭曲，下部常有分枝，长3～15厘米，直径1～2厘米。表面黑褐色或灰黄色，根头部多有茎痕及纤维状叶鞘残基，上端有密集的细环纹，下部有纵沟、纵皱纹及横向皮孔。质较柔软，干者质硬，可折断，断面不整齐，淡黄白色，皮部散有多数棕黄色油点，形成层环纹棕色，射线放射状。气芳香，味微苦、辛。

性味归经：苦、辛，微寒。归肺经。

功效主治：降气化痰，散风清热。用于痰热喘满，咯痰黄稠，风热咳嗽痰多。

黄芪散

【方源】 《小儿药证直诀》："治虚热盗汗。"

【组成】 牡蛎（煅）、黄芪、生地黄各等份。

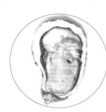 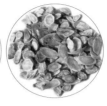 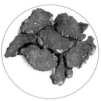

【用法】 上为末，煎服，不拘时候。

【功用】 益气滋阴，固涩止汗。

【主治】 小儿虚热盗汗。

【方义方解】 方中牡蛎，味咸微寒，归肝、肾经，有平肝潜阳、软坚散结、收敛固涩的作用，本品煅用长于收敛固涩，可用于虚热盗汗，常与黄芪、小麦、麻黄根配伍。黄芪，甘微温，归脾、肺经，可以补气升阳，益气固表，托毒生肌，利水消肿，可用于卫气虚所致表虚自汗，常配伍牡蛎、小麦、麻黄根等使用，亦可用于阴虚引起的盗汗，但须与生地黄、黄柏等滋阴降火药同用。生地黄甘寒质润，苦寒清热，入营血分，为清热凉血、养阴生津之要药。三药合用，益气滋阴，固涩止汗，共奏其功。

【方论精粹】

张山雷《小儿药证直诀笺正》："养阴涵阳，兼以实表，方虽三物，立法已备，但牡蛎可以滋阴，亦以涩涵浮阳，生用较为有力，是有自然粉质，其性颇黏，已含涩敛功用，煅之则大失其真，此类恶俗，金元以后，多承其弊，而源实自宋人开之。"

虎杖散

【方源】　《小儿药证直诀》："治实热盗汗。"

【组成】　虎杖（锉）。

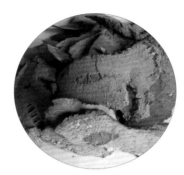

【用法】　水煎服，量多少与之，不拘时候。

【功用】　活血清热止汗。

【主治】　小儿实热盗汗。

【方义方解】　成人盗汗多见于阴虚，但在小儿也有实热而致者。虎杖味微苦性平，功能活血清热，血热得清，气血得畅，故实热盗汗可止。

【方论精粹】

张山雷《小儿药证直诀笺正》："既曰实热，自宜清热为主，此是单方体裁，未必可恃。"

羊肝散

【方源】 《小儿药证直诀》："治疮疹入眼成翳。"

【组成】 羊肝、蝉蜕适量。

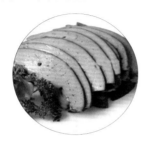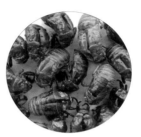

【用法】 上用蝉蜕末，水煎，羊子肝汤调服6～9克。凡痘疮才欲着痂，即用酥或面油不住润之，可揭即揭，若不润及迟揭，疮硬即隐成瘢痕。

【功用】 明目退翳，疏散风热。

【主治】 疮疹入眼成翳。

【方义方解】 方中羊肝明目退翳，佐蝉蜕轻清而疏散风热，故能治疮疹入眼成翳。

【方论精粹】

张山雷《小儿药证直诀笺正》："肝明目退翳，古皆称之。此虽为痘疮目翳而设，然即非痘疮，凡眼赤翳膜，皆可用之。方后谓痘痂可揭，殊为不妥。"

蝉蜕散

【方源】　《小儿药证直诀》："治斑疮入眼，半年以内者，一月取效。"

【组成】　蝉蜕（去土，取末）30克，猪悬蹄甲（罐子内盐泥固济，烧存性）60克，羚羊角（细末）。

【用法】　上为末，入羚羊角（细末）0.3克拌匀。每服0.25克；百日外儿1.5克；三岁以上3～6克。温水或新水调下，日三、四，夜一、二，食后服。一年以外难治。

【功用】　息风定惊，疏风散热。

【主治】　斑疮入眼，半年以内者。

【方义方解】　羚羊角清肝热而息风定惊，为凉肝之上品；蝉蜕功能疏风散热，退翳透疹；猪蹄滋阴生津。此证之斑疮入眼为毒火炽盛、肝热上亢所致。

【方论精粹】

张山雷《小儿药证直诀笺正》："此方虽专为痘疮入目而设，然羚羊角清肝上将，凡肝火盛，目赤肿痛，星翳瞪肉重症，羚角蝉蜕，皆是必需之品，惟羚角难研，须水磨浓汁，方可有效。"

二气散

【方源】　《小儿药证直诀》："治冷热惊吐反胃，一切吐利，诸治不效者。"

【组成】　硫黄（研）15克，水银（本品有毒，慎用）7.5克。

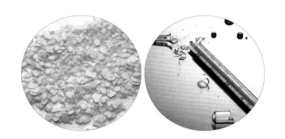

【用法】　每服0.25～1.5克，生姜水调下或同炒，结砂为丸。

【功用】　温阳补火，散寒降逆。

【主治】　冷热惊吐反胃，一切吐利，诸治不效者。

【方义方解】　硫黄大热，入命门以补火，水银大寒，入心包而降阴，所以治真阳虚衰，阴寒之气上逆而呕吐。

【方论精粹】

张山雷《小儿药证直诀笺正》："此为真阳无权，阴寒上逆之主药，然生汞入药，究嫌不妥，宜以二物同炒结砂，即古方之灵砂丹也，许叔微《本事方》黑锡丹最佳。"

麻黄汤

【方源】 《小儿药证直诀》："治伤风发热、无汗、咳嗽、喘急。"

【组成】 麻黄（去节，水煮去沫，漉出晒干）9克，肉桂6克，甘草（炙）3克，苦杏仁（去皮尖，麸炒黄，研膏）7个。

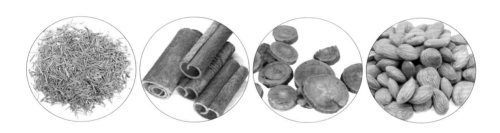

【用法】 每服3克，水煎服。以汗出为度，自汗者不宜服。

【功用】 发汗解表，止咳平喘。

【主治】 伤风发热无汗，咳嗽喘急。

【方义方解】 本方证为外感风寒、肺气失宣所致。方中麻黄苦辛性温，归肺、膀胱经，善开腠发汗，祛在表之风寒；宣肺平喘，开闭郁之肺气，故本方用以为君药。肉桂辛甘热之品，里有实热者勿用。苦杏仁降利肺气，与麻黄相伍，一宣一降，以恢复肺气之宣降，加强宣肺平喘之功，是为宣降肺气的常用组合，为佐药。炙甘草既能调和麻、杏之宣降，使汗出不致过猛而耗伤正气，是使药而兼佐药之用。四药配伍，表寒得散，营卫得通，肺气得宣，则诸症可愈。

【方论精粹】

张山雷《小儿药证直诀笺正》："寒邪袭肺，闭塞不通，喘嗽气急，非此方不能捷效。若肺郁有热则去桂而加石膏，又即仲师之麻杏甘石汤也。"

使君子丸

【方源】　《小儿药证直诀》："治脏腑虚滑及疳瘦下利，腹胁胀满，不思乳食。常服，安虫补胃，消疳肥肌。"

【组成】　厚朴（去粗皮姜汁涂焙）、甘草（炙）、诃子肉（半生半煨）、青黛（如是兼惊及带入此味，如则变疳不调，不用此味）各15克，陈皮（去白）0.3克，使君子（去壳，面裹煨熟，去面不用）30克。

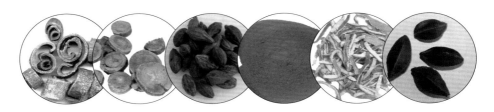

【用法】　上为末，炼蜜丸，如小鸡头大，每服一丸，米饮化下。百日以上、一岁以下，服半丸。乳汁化下。

【功用】　安虫和胃，消疳肥肌。

【主治】　脏腑虚滑及疳瘦下利，腹胁胀满，不思乳食。

【方义方解】　方中使君子杀虫，陈皮、厚朴建中而助运化，青黛清肝祛风，诃子涩肠止泻，甘草调理脾胃，丸以蜂蜜，下以米饮，所以又能扶正养胃。

【方论精粹】

　　张山雷《小儿药证直诀笺正》："此亦消积清热杀虫之法，与前大胡连、大芦荟、胆矾丸诸方，互为用，而是方较为和平，轻症宜此，而热盛者，尚非此丸所能胜任，如小鸡头，盖指芡实之较小者。"

青金丹

【方源】　《小儿药证直诀》："疏风利痰。"

【组成】　芦荟、牙硝、青黛各6克，使君子3枚，硼砂、轻粉各1.5克，蝎梢14个。

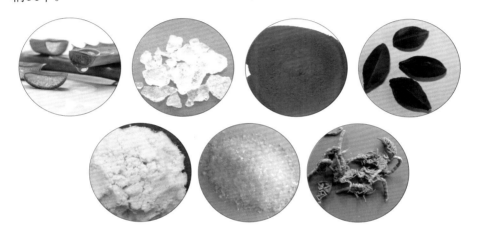

【用法】　上为末，磨香墨拌，丸麻子大。每三丸，薄荷汤送下。

【功用】　疏风利痰。

【主治】　热痰食积。

【方义方解】　此方为清热涤痰而设。青黛、蝎梢入肝祛风退热；芦荟、牙硝、硼砂清热化痰；使君子、轻粉杀虫消癖；丸以缓之，热痰食积者宜之。

【方论精粹】

　　张山雷《小儿药证直诀笺正》："此方为清热涤痰而设，热痰实积宜之。方下所谓疏风者，古以蝎梢为风药也，然蝎仅用尾，实是泄导下行，非能泄外风者。"

烧青丸

【方源】 《小儿药证直诀》："治乳癖。"

【组成】 轻粉、粉霜、硇砂、铅粉各3克，白面6克，玄精石0.3克，白丁香0.25克，龙脑0.125克。

【用法】 上为细末，滴水和为1饼，以文武火烧熟勿焦，再为末，研如粉面，滴水和丸，如黄米大。每服7丸，浆水化下，3岁以下服5丸，根据儿童年龄大小，加减服之。

【功用】 重镇攻癖，通窍消疳。

【主治】 乳癖。

【方义方解】 此方五金石（轻粉、粉霜、硇砂、玄精石、铅粉）重镇而攻乳癖，白丁香、龙脑通窍而疗疳积，白面养胃。由于所服无几，又按儿之大小加减，因此药虽猛而力尚缓。

【方论精粹】

张山雷《小儿药证直诀笺正》："此亦消积法。硇不可用，前已言之，且本书此类方药，亦已甚多，可不全备，而此方龙脑分量更重，尤其不妥，且十字之分量，古书未见，盖亦有误。"

木瓜丸

【方源】 《小儿药证直诀》："止吐。"

【组成】 木瓜、麝香、腻粉、木香、槟榔各0.25克。

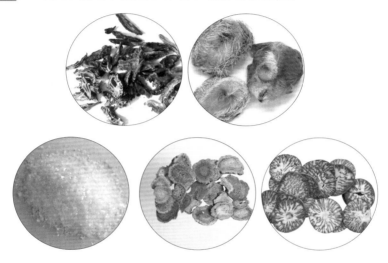

【用法】 上同研,面糊丸,如小黄米大。每服一二丸,甘草水送下,无时服。

【功用】 降气宣通,化湿和胃。

【主治】 暑湿吐泻。

【方义方解】 木瓜味酸,有泄木安土之功,并有化湿和胃,治因伤于暑湿的吐泻;木香、槟榔行气消积;腻粉辛寒有毒;麝香芳香走窜。本方用药特殊难理解,存疑待考。

【方论精粹】

张山雷《小儿药证直诀笺正》："此方能降气宣通,故可止吐。"

青金丹

【方源】　《小儿药证直诀》："退惊治风，化虫杀疳，除百进乳食，治一切惊风天钓，目睛上视，手足搐搦，状候多端。"

【组成】　青黛（研）、雄黄（飞研）、胡黄连各15克，白附子（炮制）6克，水银（本品有毒，慎用）3克，腻粉（水银同研）、熊胆（用温水化入）、芦荟（研）、蟾酥（研入）各0.3克，麝香0.15克，龙脑（研）、朱砂（飞研）、铅霜（研）各0.25克。

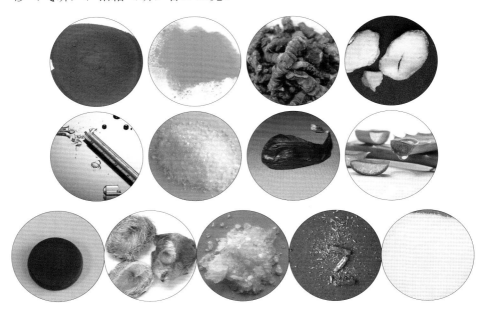

【用法】　上为细末，令匀，用熬过猪胆汁浸，蒸饼和丸，如黄米大。用药一丸，温水化滴鼻中，令嚏喷三五次，更用薄荷汤送下二丸即愈。如久患五疳，腹胀头大，四肢瘦小，好吃泥土，不思乳食，爱咬指甲，时眉毛、头发稀疏，肚上青筋，及又患泻痢，并用米饮送下二丸。如鼻下赤烂，口齿疳虫并口疮等，用乳汁研二丸，涂在患处。疳眼雀目，白羊肝一枚，以竹刀子批开，入药二丸在内，以麻缕缠定，用淘米泔煮熟，空腹食之。仍令乳母常忌鱼腥、大蒜、鸡、鸭、猪肉等。

【功用】 退惊治风，化虫杀疳。

【主治】 内热疳积。

【方义方解】 此方青黛、胡黄连、熊胆、蟾酥、雄黄、芦荟清热解毒；水银、腻粉、铅霜、朱砂重坠镇怯；龙脑、麝香通窍醒神；白附子祛风散寒。故以治内热疳积、天钓惊风之证。

【方论精粹】

张山雷《小儿药证直诀笺正》："此方苦寒清热，重坠镇怯，故治内热疳积，天钓内风。然脑麝芳香，开窍甚迅，治血冲脑经者，必不相宜；而水银腻粉，生研入药，亦必不妥。天钓原是俗名，实即古之所谓痉直，后世谓之角弓反张，乃名之为钓，何其可鄙可嗤，一至于此。"

熊 胆

药材档案

别名：东胆、云胆、黑熊胆。

药材特征：呈长扁卵形，上部狭细，下部膨大呈囊状，长10～20厘米，宽5～10厘米。表面灰褐色、黑褐色或棕黄色，微有皱褶，囊皮较薄。囊内含有干燥的胆汁，习称"胆仁"，呈不规则的块状、颗粒状或硬膏状，色泽深浅不一，有金黄色（习称金胆或铜胆）、黑色或黑绿色（习称铁胆或墨胆）、黄绿色（习称菜花胆）。气清香，味苦。取胆仁粉末少许，投入盛水杯中，即在水面旋转并呈现黄线下沉而不扩散。

以个大、胆仁多、色金黄、半透明、质松脆者为佳。

性味归经：苦，寒。归肝、胆、心经。

功效主治：清热解毒，息风止痉，清肝明目。

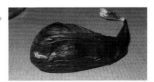

生犀散

【方源】 《小儿药证直诀》："消毒气，解内热。"

【组成】 犀牛角（水牛角代）。

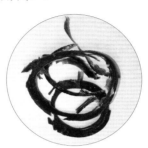

【用法】 上一物，不拘多少，于涩器物中，用新水磨浓汁，微温饮一茶脚许，乳食后，更量大小加减之。

【功用】 消毒气，解内热。

【主治】 血热妄行之吐。

【方义方解】 犀牛角有清热解毒、凉血止血的功效，血分热盛者适合服用。犀牛为禁猎动物，犀角已不再入药，现今常用水牛角代之，剂量为犀牛角用量的5～10倍。

【方论精粹】

张山雷《小儿药证直诀笺正》："此与前生犀磨汁方，主治虽异，而病理药理，可以会通，彼治血热之吐衄，并及痘疮不快，亦以里热熏灼，血液不能宣通，而致焦枯黑陷者言之，此云解热消毒，亦无非治热毒耳。犀角极坚，煮汁锉屑，皆不得力，必水磨乃可有功，此方用法极妙，况在今日，价重兼金，尤非磨汁不可。"

大黄丸

【方源】 《小儿药证直诀》：“治风热里实，口中气热，大小便闭赤，饮水不止，有下证者，宜服之。”

【组成】 大黄（酒洗过，采下蒸熟，切片，晒干）、川芎（锉）各30克，甘草（锉，炙）0.3克，牵牛子（半生熟炒）15克。

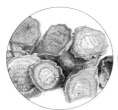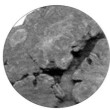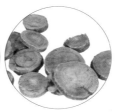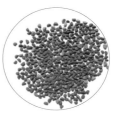

【用法】 上为细末，稀糊为丸，如麻子大。2岁每服10丸，温蜜水送下，乳后服。以溏利为度。如病无好转，加丸数再服。

【功用】 攻涤泻下。

【主治】 风热里实，口中气热，大小便闭赤，饮水不止，有下证者。疮痂初起而能食，食而胀满，不大便而喘急，昏甚而谵语者。

【方义方解】 此方大黄、牵牛子攻涤泻之，药力较峻，而佐川芎之升，甘草之缓相辅而行，使泻下而有所制，是用药配伍调剂之法。

【方论精粹】

1. 俞景茂《小儿药证直诀类证释义》：“此方大黄、黑丑攻涤泻下，而以川芎升之，甘草缓之，相辅而行，使泻下而有所制。”

2. 张山雷《小儿药证直诀笺正》：“是方大黄、黑丑，攻涤极峻，而以川芎之升，甘草之缓，相辅而行，是亦调剂之法。”

镇心丸

【方源】　《小儿药证直诀》："凉心经，治惊热痰盛。"

【组成】　芒硝、人参（切去芦末）、甘草（炙取末）、寒水石（烧）各30克，山药（白者）、茯苓各60克，朱砂30克，龙脑、麝香各3克（后三味并研碎）。

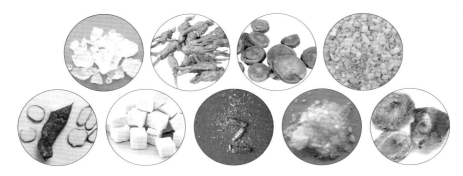

【用法】　上为末，熟蜜丸鸡头大。如要红，入坯子胭脂6克，即染胭脂是也。温水化下半丸至一二丸，食后。

【功用】　清热重镇，化痰定惊。

【主治】　惊热痰盛。

【方义方解】　方名镇心，药用朱砂之重镇宁心；芒硝、寒水石之咸寒清火；龙脑、麝香清凉泄热，芳香开窍；人参、山药、甘草、茯苓补益正气。药性平稳，是治体质虚弱小儿的惊热心神不安诸症之良方。

【方论精粹】

张山雷《小儿药证直诀笺正》："方亦重镇清热化痰之法，通补相济，威而不猛，用意固佳，但脑麝分量虽轻，终与内热生惊之症，不甚针对。"

凉惊丸

【方源】　《小儿药证直诀》："惊疳热搐，目赤潮热，痰涎壅盛，牙关紧急者，及治大人风涎。"

【组成】　硼砂（研）、粉霜（研）、郁李仁、轻粉、铁粉（研）、白牵牛末各3克，好腊茶9克。

【用法】　上药研为细末，熬梨为膏，丸绿豆大。龙脑水化下1～3丸。

【功用】　涤痰通腑，息风定惊。

【主治】　小儿惊疳热搐，大人风涎。

【方义方解】　本方能镇坠涤痰，泄降通腑，使痰浊从大便而下行，治热盛而喉中痰吼鸣响，便闭不通之证，使痰热下泄，气火不复上升，而有息风定惊之功。

【方论精粹】

张山雷《小儿药证直诀笺正》："方与前凉惊丸药物大异，而镇坠涤痰，泄降通府，使痰热并化，地道既通，庶几气不复升，惊搐俱定，以治痰热内滞，生风生惊等证，固自恰合，而是方并无脑麝，不犯芳香以耗泄真气，尤其妥惬。"

独活饮子

【方源】　《小儿药证直诀》："治肾疳臭息候良方。"

【组成】　天麻、木香、独活、防风各3克，麝香（少许研细末和入）。

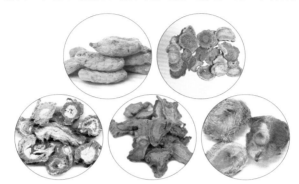

【用法】　上每服2克，小者1.5克，麦冬熟水调下。

【功用】　疏散风邪，解表清里。

【主治】　牙疳。

【方义方解】　此治牙疳初发之时口气秽臭，尚未龈肿，故称之谓臭息候。方用独活、防风、天麻疏散风邪，木香理气和中，麝香入络搜邪，麦冬养胃阴，以治初起有风寒表证而内热未盛者。

【方论精粹】

张山雷《小儿药证直诀笺正》："此牙疳初起之方也。牙疳古称肾疳，盖谓肾阴未充，胃火乃炽。是方合以下共五方，所谓肾疳五候，由浅及深，此治初发之时，口气秽臭，尚未龈肿，故谓之臭息候，方有独活、防风者，制方之意，盖谓风热入胃，故用药如此，然此症实由胃中毒火蕴结不宣，上蒸齿龈，其病最暴，甚者不三五日，即已穿腮落齿，腐鼻缺唇，惨不可治。"

三黄散

【方源】 《小儿药证直诀》："治肾疳崩砂候良方。"

【组成】 牛黄、大黄、生地黄、木香、青黛各等份为末。

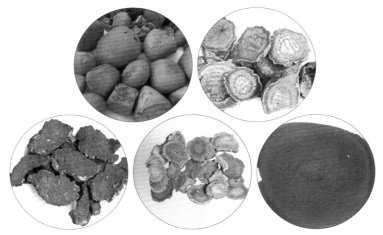

【用法】 上每服2克，熟水调服。

【功用】 清热泻火解毒。

【主治】 齿龈已肿已腐。

【方义方解】 此治齿龈已肿，色黑而将腐溃，此即肾疳之崩砂，故用三黄以清热解毒。其中用大黄是釜底抽薪之法，使热毒有下行之势；牛黄、青黛清泻肝胆实火；生地黄滋阴壮水以制火炎，木香理气和中。诸药合用，以治牙疳崩砂候。

【方论精粹】

张山雷《小儿药证直诀笺正》："此治齿龈已肿已腐之方。药用大黄，固为釜底抽薪之计。生地黄即今之鲜生地，古用干地，只称地黄，不加生字，凡曰生地者，皆鲜生地也。"

人参散

【方源】 《小儿药证直诀》："治肾疳溃槽候良方。"

【组成】 肉豆蔻（炮）、胡黄连、人参、苦杏仁（炒）、甘草（炙）各等份为末。

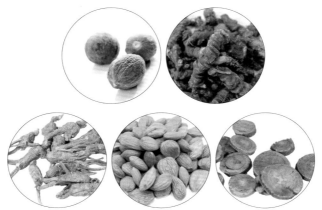

【用法】 上每服2克，小者1.5克，温熟水调服。

【功用】 清热解毒，扶正祛邪。

【主治】 疳溃槽候。

【方义方解】 此治牙疳龈腐已甚，溃至齿根之方。邪盛而正虚，故药用胡黄连之大苦大寒以清热解毒，肉豆蔻温涩，杏仁润利，人参、甘草扶正托邪，以治牙疳溃槽候。

【方论精粹】

张山雷《小儿药证直诀笺正》："溃槽者，盖腐烂已甚，溃至齿根，其症已亟，故用胡连之大苦大寒，然此是一团毒火，顷刻燎原，必不当用参之补，而肉蔻温涩，更非所宜。"

槟榔散

【方源】　《小儿药证直诀》："治肾疳宣露候良方。"

【组成】　木香、槟榔、人参、黄连、甘草(炙)各等份。

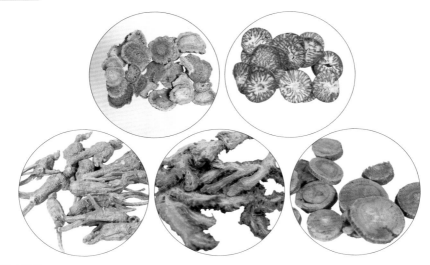

【用法】　上为末。每服3克，小者1.5克，熟水调服。

【功用】　清火解毒，破气泄降。

【主治】　疳宣露候。

【方义方解】　槟榔、木香以升降上下之气，甘草、人参以安养中气，气壮且和，而后虫蟨不生；君黄连以厚肠胃，清湿热，而黄连、槟榔皆可杀虫。又苦坚肾水，宣散阳明之火，故可治肾疳齿牙宣露。

【方论精粹】

　　张山雷《小儿药证直诀笺正》："宣露者，齿龈尽腐，露出牙根，其候更凶，槟榔泄降，黄连清火，尤为近似，人参、甘草，太觉无谓。"

黄芪散

【方源】　《小儿药证直诀》："治肾疳腐根候良方。"

【组成】　黄芪（蜜炙）、牛黄、人参、天麻、全蝎（去毒）、苦杏仁（炒）、茯苓、当归、生地黄（洗）、熟地黄（洗）各等份为末。

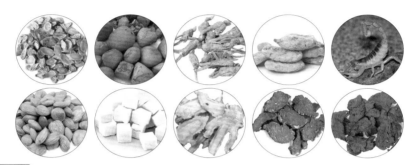

【用法】　上每服小者1克，煎天冬熟水调服，麦冬亦得。

【功用】　扶正祛邪，托里排毒。

【主治】　牙疳腐根。

【方义方解】　此治牙疳而致齿龈腐烂至牙根，已近穿腮落齿之候，正气更虚而邪毒仍炽，故用人参、黄芪、茯苓补气；当归、生地黄、熟地黄滋阴；牛黄清热解毒；天麻、全蝎祛风；杏仁降气，扶正祛邪，托里排毒，以治牙疳腐根候。

【方论精粹】

张山雷《小儿药证直诀笺正》："牙疳而至腐根，已邻于穿腮落齿，焚身之祸，亟于眉睫，大剂沃焦，犹虞不及，何反以生芪、二地等滋补从事，甚不可解。此上五方，虽自谓良方，而揆之病情药性，殊不相称，必无桴应之理，存而不论可也。此后三方，亦同此弊，皆不可恃。"

地骨皮散

【方源】　《小儿药证直诀》："治肾疳，牙齿肉烂腐臭，鲜血常出良方。"

【组成】　生地黄15克，地骨皮、细辛各0.3克，五倍子（炒令焦）6克。

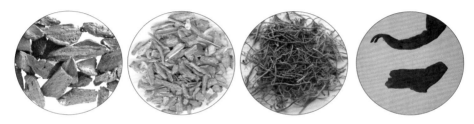

【用法】　上为末，每用少许敷之，频与功效，多不妨。

【功用】　滋阴降火，涩疮敛肌。

【主治】　牙疳而至龈腭腐臭，鲜血自流。

【方义方解】　牙疳而致龈腭腐臭，鲜血直流，乃阴虚火炎，血络破损之故。此方药用地骨皮、生地黄以养阴凉血，滋填下元，佐以细辛入肾散寒，五倍子涩疮敛肌，使虚火得降，疮疳能愈。

【方论精粹】

　　张山雷《小儿药证直诀笺正》："牙疳而至龈腭腐臭，鲜血自流，症情何等危急，此非大剂寒凉不可者，是方虽以地骨为主，而反有细辛之辛升，五倍之涩敛，皆与是病相反，古人制方之意，真不可晓，方后数行，文义颇多未顺，可以知制此方者之学问识力矣。"

附录：古今计量单位对照与换算

一、重量单位对照表

1厘：约等于0.03125克。

1分：约等于10厘（0.3125克）。

1钱：约等于10分（3.125克）。

1两：约等于10钱（31.25克）。

1斤：约等于16两（500克）。

二、古代医家用药剂量对照表

1方寸匕：约等于2.74毫升，或金石类药末约2克；草本类药末约1克。

1钱匕：约等于5分6厘，或2克强。

1刀圭：约等于1方寸匕的1/10。

1撮：约等于4刀圭。

1勺：约等于10撮。

1合：约等于10勺。

1升：约等于10合。

1斗：约等于10升。

1斛：约等于5斗。

1石：约等于2斛或10斗。

1铢：一两等于24铢。

1枚：以体积较大者为标准计算。

1束：以拳头尽量握足，去掉多余部分为标准计算。

1片：以1钱的重量作为1片计算。

1茶匙：约等于4毫升。

1汤匙：约等于15毫升。

1茶杯：约等于120毫升。

1饭碗：约等于240毫升。

三、古今计量单位的换算

朝代..古一斤合今克

周..228.86

秦..258.24

西汉..258.24

新莽..222.73

东汉..222.73

魏..222.73

西晋..222.73

东晋..222.73

南齐..334.10

梁陈..222.73

北魏..222.73

北周..250.56